中华医学健康科普工程

实用家庭
应急宝典

主 编 郭树彬

U0305666

中华医学电子音像出版社
CHINESE MEDICAL MULTIMEDIA PRESS

北 京

图书在版编目（CIP）数据

实用家庭应急宝典 / 郭树彬主编. —北京：中华医学电子音像出版社，2021.12（2023.6 重印）

ISBN 978-7-83005-322-2

Ⅰ. ①实… Ⅱ. ①郭… Ⅲ. ①家庭医学 - 急救 - 基本知识
Ⅳ. ① R459.7

中国版本图书馆 CIP 数据核字（2021）第 021954 号

实用家庭应急宝典

SHIYONG JIATING YINGJI BAODIAN

主　　编：郭树彬
策划编辑：冯晓冬
责任编辑：周寇扣
校　　对：张　娟
责任印刷：李振坤
出版发行：中华医学电子音像出版社
通信地址：北京市西城区东河沿街 69 号中华医学会 610 室
邮　　编：100052
E - mail：cma-cmc@cma.org.cn
购书热线：010-51322677
经　　销：新华书店
印　　刷：河北浩润印刷有限公司
　　　　　（河北省沧州市肃宁县河北乡韩村东洼开发区188号）
开　　本：889 mm×1194 mm　1/32
印　　张：8.75
字　　数：215 千字
版　　次：2021 年 12 月第 1 版　　2023 年 6 月第 2 次印刷
定　　价：66.00 元

内 容 提 要

本书在中华医学会科学普及分会、中国医师协会医学科学普及分会及北京医学会医学科普分会指导下，由郭树彬教授组织多位临床一线医师编写而成。根据常见的家庭突发情况，总结了日常生活中可能遇到的 100 余种急症问题，内容按头面部急症、胸部急症、腹部急症、盆腔急症、关节与四肢急症及皮肤急症展开，涵盖了疾病的常见原因、症状及应急措施。通过本书可了解日常急症的处理方法和措施，在突发急症时或在救护车到来前，为大众提供进行自救和互救指导，弥补普通大众在处理家庭突发情况时存在的知识缺失，纠正部分家庭急救的错误观念。本书具有一定的科学性、实用性及指导性，适合大众作为家庭应急救治的参考书。

编 委 会

主 编 简 介

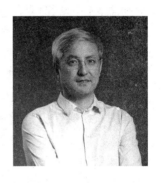

　　郭树彬，主任医师，教授，博士研究生导师，首都医科大学附属北京朝阳医院副院长。首都医科大学附属急诊医学系常务主任，北京市心肺脑复苏重点实验室主任，中国科学技术协会科学传播专家团队团长，中华医学会科学普及分会主任委员，中华医学会急诊医学分会常务委员、副主任委员，中国医师协会常务理事，中国医师协会医学科学普及分会会长，中国医师协会急诊医师分会副会长，中国研究型医院学会急救医学专业委员会主任委员，中华医学会北京分会（北京医学会）常务理事，北京医

学会医学科普分会主任委员。《中国急救医学》《中华急诊医学杂志》《中华危重病急救医学》，*Chinese Medical Sciences Journal* 常务编委和编委。致力于急危重症病理生理学和心肺脑复苏基础与临床研究，发表学术文章 50 余篇，撰写国内急诊领域 10 余项指南 / 共识，编写多部教材和专著。承担国家级、省部级课题 10 项。建立首都医科大学健康医疗大数据国家研究院急危重症数据中心、筹建国家远程医疗与互联网急诊医学中心，负责急诊临床辅助决策支持系统产品研发、基于 5G 网络医学应急急救云平台建设，以及医学应急机器人研发等。搭建中国健康科普联盟等平台，通过主流媒体传播医学科普知识，组建成立 20 多个专病科普专业委员会，成立中国医学应急志愿者总队等。

前　言

　　近代医学的发展已经有百余年，但是人们对疾病的认识还远远不够，大多数人还停留在得病去医院的旧观念，而没有充分认识到预防为主的精髓。计算机网络的发展给人们健康资讯的诉求带来便捷的同时也带来困惑。普通大众无法甄别哪些是有效的真科普，哪些只是为博眼球的伪科学。不管信息多么发达、交通多么便利，发病的第一现场只有自己或身边的人能提供第一时间的救助。

　　本书正是基于目前普通大众对于家庭突发情况知识的缺失，弥补对应急情况处理的知识鸿沟，纠正百姓对日常家庭急救的错误观念，打击偏方、怪方、伪科普的传播。本书分为6章，共39节，内容主要包括头面部急症、胸部急症、腹部急症、盆腔急症、关节与四肢急症及皮肤急症。每种疾病按照常见原因、症状及应急措施三个方面进行编写，清晰地阐述了疾病含义、特点、如何采取应急措施及如何进行预防。

本书在编写过程中受到中华医学会科学普及分会，中国医师协会医学科学普及分会和北京医学会医学科普分会专家们的指导和建议。参与编写的作者们均为临床一线医生，在临床工作中对百姓家庭日常急救的方方面面进行深度整理，书稿经过多次修改和校对，感谢为编写和审校付出努力的所有同仁。希望本书能成为百姓家庭应急的参考书。限于水平与时间，不足之处在所难免，望广大读者批评指正。

中华医学会科学普及分会
中国医师协会医学科学普及分会
主任委员　郭树彬
2021 年 9 月

目 录
contents

第一章 头面部急症

第一节 头晕 ·························1

一、晕得天旋地转还伴眼前发黑是怎么回事？ ·········1

二、坐的不好就晕，换个姿势就好是什么情况？ ········3

三、长期伏案一抬头就晕还手麻是什么问题？ ········5

第二节 剧烈头痛 ·······················7

一、突发剧烈头痛要当心是哪种脑出血？ ··········7

二、夜间入睡后发作的头痛原因是什么？ ·········10

三、搏动性头痛是怎么回事？ ··············11

第三节 头部外伤 ·····················14

一、头磕出了一个大包怎么办？ ·············14

二、跌倒头着地后颅内出血如何判断？ ·········16

第四节 颈椎损伤 ·····················17

一、如何保护受外伤的颈椎？ ··············17

二、一觉醒来脖子变硬了是怎么回事？ ·········19

第五节 晕厥 ·······················21

一、蹲着上厕所，猛地站起来就会眼前发黑的
原因是什么？ ···················21

二、上厕所也能晕过去是什么情况？ ·········23

三、胸口一阵发憋随后昏死过去是什么原因？ ······25

四、突然昏过去一会儿，又自己醒过来是怎么回事？ ···29

五、悲伤过度晕过去怎么办？ ·················31

第六节　昏迷·················33

一、突发一侧肢体动不了了是什么情况？ ·················33

二、误食农药应该怎么办？ ·················35

三、"老糖友"两顿没吃饭突发叫不醒了是什么原因？ ·····38

第七节　窒息·················40

一、当异物卡在嗓子眼怎么办？ ·················40

二、该如何急救溺水的人？ ·················43

三、秋冬季发现煤气中毒怎么办？ ·················45

第八节　高热·················47

一、发热体温到 40 ℃，出现抽搐怎么办？ ·················47

二、夏日中暑高热不退，热射病该怎么办？ ·················49

第九节　口眼歪斜·················51

一、突发口眼歪斜、说话不利索是什么情况？ ·················51

二、凉风一吹嘴就歪是啥情况？ ·················52

第十节　其他头面部急症·················53

一、鼻出血·················53

二、过敏反应·················55

三、癫痫·················58

四、食物中毒·················60

五、眼内异物·················62

六、耳朵流脓·················63

七、智齿·················65

第二章　胸部急症

第一节　危险性胸痛·················67

一、出现胸口濒死感该如何急救？ ·················67

二、搬重物后为何突发后背撕裂样痛？ ·················71

三、胸口痛还咯血有时还晕是什么原因？ ·············73

四、突发心慌躺不平是怎么回事？ ·············76

五、车祸后憋气越发加重是什么情况？ ·············78

第二节 胸闷憋气 ·············80

一、每次胸口痛一阵儿，需要吃速效救心丸

缓解，严重吗？ ·············80

二、腿肿、尿少、不能平卧，一动就喘是什么情况？ ·······82

三、总是喘，说不出话该怎么办？ ·············84

第三节 咯血 ·············86

一、大口咯血是怎么回事？ ·············86

二、肺里长脓包老咯血该怎么办？ ·············87

三、"林黛玉"得的痨病是什么？ ·············89

第四节 呕血 ·············92

一、酒后吐饭、吐鲜血是怎么回事？ ·············92

二、吃了几口较硬的食物怎么就呕血了？ ·············93

三、老胃病为什么出现呕血？ ·············95

第五节 咳嗽 ·············97

一、"老慢支"为什么一变天就咳痰喘？ ·············97

二、忍不住总是咳嗽该怎么办？ ·············99

第六节 心慌 ·············101

一、心慌还眼前发黑是什么情况？ ·············101

二、感觉心要跳出嗓子了是什么原因？ ·············102

第七节 剧烈呕吐 ·············103

一、吃坏肚子一直吐该怎么办？ ·············103

二、喷射性呕吐提示哪里出了问题？ ·············105

第八节 反酸、胃灼热 ·············106

第九节 胸部外伤 ·············108

一、胸部被刀扎伤了该怎么办？ ·············108

二、心脏破裂该如何抢救？ ·············110

三、如何救治肋骨骨折？ ………………………………… 111

第十节　胸壁疾病和急性乳腺炎 …………………………… 112

一、感冒后一侧胸痛，喘气就痛得厉害是什么情况？ …… 112

二、胸部一个点针扎样痛是什么情况？ …………………… 113

三、堵奶了还发热该怎么办？ ……………………………… 116

第三章　腹部急症

第一节　急性腹痛 …………………………………………… 118

一、好几天不排便、也不排气是怎么回事？ ……………… 118

二、肚子硬邦邦，一碰就痛，要警惕哪类穿孔？ ………… 120

三、右下腹转着圈儿痛是怎么回事？ ……………………… 121

四、胆不好，出现"痛烧黄"是什么情况？ ……………… 123

五、喝酒后左下腹痛得厉害是什么情况？ ………………… 124

六、剧烈腹痛还伴血便要警惕哪类疾病？ ………………… 126

七、血糖高到测不出还呕吐是怎么回事？ ………………… 127

八、肚子痛、足踝还有出血点是怎么回事？ ……………… 128

九、大把掉头发还伴肚子痛是什么情况？ ………………… 131

第二节　剧烈腹泻 …………………………………………… 136

一、吃了不干净的东西拉肚子怎么办？ …………………… 136

二、得了急性肠炎怎么办？ ………………………………… 139

三、一天要拉二三十次要当心什么疾病？ ………………… 143

四、吃了发霉食物出现中毒怎么办？ ……………………… 144

五、进食生食后老拉肚子是哪类感染引起？ ……………… 148

第三节　便血 ………………………………………………… 149

一、十人九痔，便后鲜血要警惕什么情况？ ……………… 149

二、肠道里长了息肉是怎么回事？ ………………………… 151

三、做了胃镜、结肠镜检查但还是出血怎么办？ ………… 153

第四节　腹水 ………………………………………………… 154

第五节　腹部外伤···156

　一、肠破裂该如何急救?···156

　二、出车祸时被方向盘撞至肝破裂怎么办?·············157

　三、撞击后左侧腹痛要警惕哪种疾病?·····················158

第六节　腰痛···160

　一、搬东西扭伤了腰怎么办?·································160

　二、腰部剧痛还出疹子是怎么回事?·····················161

　三、腰痛还腿麻是得了什么病?·····························163

　四、腰痛还尿血是得了什么病?·····························165

第四章　盆腔急症

第一节　尿频、尿急、尿痛···168

第二节　尿血···169

　一、尿血是怎么回事?··169

　二、不小心把"命根子"卡伤了怎么办?·················171

第三节　下腹痛···173

　一、年轻姑娘突发下腹剧痛伴阴道出血
　　要警惕什么情况?···173

　二、中年女性突发下腹绞痛是什么情况?·················176

　三、老年女性下腹总有坠痛是怎么回事?·················178

第四节　尿失禁···181

第五章　关节与四肢

第一节　肌肉损伤···184

　一、运动后肌肉拉伤怎么办?·································184

　二、徒步时足踝扭伤该怎么办?·····························186

　三、被门挤压了该怎么办?···································188

　四、异物穿透伤该怎么办?···································190

五、高空坠落受伤该如何现场救治? ·······191

六、爆炸现场该如何急救? ·······192

七、哪些情况适合冷敷? ·······194

八、哪些情况适合热敷? ·······195

第二节　外伤急救术·······198

一、外伤的包扎时需要注意什么? ·······198

二、急救现场对外伤的固定的方法有哪些? ·······199

三、如何搬运伤者? ·······201

四、如何对伤口进行消毒? ·······202

五、伤口缝合有哪些注意事项? ·······203

六、如何对伤情进行判断? ·······205

七、止血有哪些方法及其注意事项? ·······205

第三节　关节脱位·······209

一、什么是关节脱位? ·······209

二、肩关节脱位了怎么办? ·······211

三、腕关节脱位了怎么办? ·······213

四、髋关节脱位了怎么办? ·······214

五、踝关节脱位了怎么办? ·······215

第四节　骨折和跟腱断裂·······216

一、什么是骨折? ·······216

二、出现鼻骨骨折怎么办? ·······218

三、出现颈椎骨折怎么办? ·······219

四、出现胸腰椎骨折怎么办? ·······221

五、出现骨盆骨折怎么办? ·······222

六、出现股骨颈骨折怎么办? ·······224

七、出现小腿骨折怎么办? ·······225

八、出现髌骨骨折怎么办? ·······226

九、出现跟腱断裂怎么办? ·······227

第五节　软组织感染·······229

一、得了甲沟炎怎么办? ……………………………… 229

二、得了淋巴管炎怎么办? …………………………… 231

三、得了下肢静脉曲张怎么办? ……………………… 232

四、得了破伤风感染怎么办? ………………………… 234

五、得了丹毒怎么办? ………………………………… 235

第六章　皮肤急症

第一节　户外皮外伤……………………………………… 237

一、遇到刺伤如何救治? ……………………………… 237

二、出现擦伤如何救治? ……………………………… 238

三、日常生活中出现手指切割伤怎么办? …………… 239

四、挫伤了怎么办? …………………………………… 241

五、遇到电击伤如何救治? …………………………… 242

六、如何预防和治疗晒伤? …………………………… 243

七、如何治疗冻伤? …………………………………… 244

第二节　厨房内常见皮外伤……………………………… 246

一、厨房里的烧伤如何应对…………………………… 246

二、厨房里的烫伤如何应对? ………………………… 249

第三节　宠物致伤………………………………………… 250

一、被犬咬伤应该怎么办? …………………………… 250

二、得了猫抓病应该怎么办? ………………………… 252

三、被昆虫蜇伤怎么办? ……………………………… 253

第四节　色素沉着………………………………………… 254

一、出现皮肤黄染怎么办? …………………………… 254

二、什么是痣恶变及如何治疗? ……………………… 254

第一章 头面部急症

第一节 头晕

● 一、晕得天旋地转还伴眼前发黑是怎么回事？

脑血管源性眩晕是主要由脑血管疾病引发的一类眩晕，占各种眩晕的 50% 以上。脑血管源性眩晕可来自前循环，但大多数来自后循环，即椎 - 基底动脉系统。头晕是很多疾病的早期表现，也是急诊患者常见的不适症状之一。当感觉天旋地转还时不时地眼前发黑，应最先考虑是否为脑血管方面的疾病。

1. 常见原因

（1）迷路卒中：迷路卒中又称为内听动脉血栓形成，可由内听动脉痉挛、闭塞引起，也可由内听动脉出血所致。急骤发作时患者出现严重旋转性眩晕，伴有剧烈的恶心、呕吐、面色苍白、出汗等；可出现耳鸣及听力减退，但一般症状较轻。

（2）延髓背外侧综合征：病因多为小脑后下动脉血栓形成，急性起病，眩晕、恶心、呕吐、眼球震颤；疑核麻痹，临床表现为同侧软腭和咽肌麻痹症状，吞咽困难、饮水呛咳、声音嘶哑、咽反射消失；可出现同侧 Horner 征，同侧小脑性共济失调，平衡障碍，向患侧倾倒；交叉性感觉障碍等。

（3）椎 - 基底动脉系统供血不足或脑梗死：多见于中老年患者，每次持续时间通常为数分钟至数十分钟。主要临床表现是急性起病的眩晕，占 80%～98%，常为首发症状；伴有恶心、呕吐、平衡障碍、站立不稳及双下肢无力。

2. 症状

突然发生剧烈旋转性眩晕，可伴有恶心、呕吐，10～20天后症状逐渐减轻，多伴有耳鸣、耳聋，但意识清楚。患者一般会反复出现发作性眩晕，伴有耳聋、耳鸣、耳闷，可伴有复听、恶心、呕吐、出冷汗、面色苍白及四肢冰凉等症状。

3. 应急措施

（1）若发现患者在路旁、厕所或人多的地方晕倒，应小心地将患者抬到室外或较宽敞的场所。要掌握正确搬运患者的方法，不要急于将患者从地上扶起，最好由 2～3 人协同，将患者轻轻抬到担架上，头部略抬高，防止颈部过度扭曲。动作切忌鲁莽，然后再将患者送至医院。

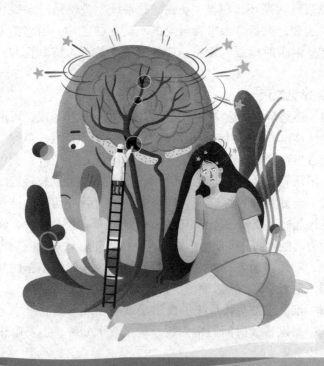

（2）尽量避免长途转运。急性期患者若长时间转运，往往对病情不利，一方面延误治疗时间，另一方面运送途中的震动可加重病情，故应就近转诊。

（3）转诊前应先给予必要的治疗。如静脉滴注 20% 甘露醇 250 ml 或 50% 葡萄糖溶液 100 ml 进行脱水治疗，以防发生脑疝。

（4）保持呼吸道通畅。患者因咳嗽反射减弱，致使痰液不易咳出，呕吐物及咽喉部分泌物也易流入气管，引起气道阻塞而致脑缺氧。为保持呼吸畅通，可采取以下措施：①解开患者衣领、腰带，以减少呼吸阻力；②有义齿者应取下；③体位以侧卧为宜，头偏向一侧，使口腔分泌物和呕吐物易于流出，如流出不畅，可用纱布将分泌物从口中挖出；④喉部痰液可用橡皮管接上针筒抽吸，如出现舌后坠，可用手将下颌托起；⑤当患者发生抽搐，可用一块 1.6 cm 宽的木板或 2 根竹筷缠上软布塞入上、下牙齿之间，以防咬伤舌部。

（5）转送途中，可携带氧气袋和急救药物，密切观察患者的意识、瞳孔、体温、脉搏、呼吸及血压的变化。如患者双侧瞳孔不等大，呼吸不规则，则表明发生脑疝，此时应加速运送，并给予静脉推注降低颅内压的药物，并做好人工呼吸及胸外心脏按压的准备。患者送达医院后，应向值班医护人员如实介绍发病经过和入院前用药情况，以便进一步救治。

● **二、坐的不好就晕，换个姿势就好是什么情况？**

部分患者出现晕得不敢睁眼，翻身或换个姿势可能晕得更厉害，原因与负责平衡的前庭功能有关。耳源性眩晕是指由前庭迷路感受异常引起的眩晕。当发生迷路积水（梅尼埃病）、晕动病（晕舟车病）、迷路炎、迷路出血或中毒、前庭神经炎或损害、中耳感染等都可引起体位平衡障碍，发生眩晕。

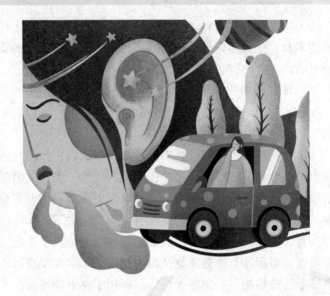

1. 常见原因

常见于良性阵发性位置性眩晕、梅尼埃病、前庭神经元炎、迟发性膜迷路积水等耳部疾病。发病原因包括迷路中毒或出血、迷路积水、中耳感染。此外，在头部外伤、内耳缺血、情绪激动、疲劳等情况下也可诱发眩晕。

2. 症状

发作性眩晕，听力减退及耳鸣，恶心、呕吐，面色苍白、出汗，水平性或水平兼旋转性眼球震颤，自感物体旋转或自身旋转，行走偏斜或倾倒等。

3. 应急措施

（1）眩晕发作期中，患者应自选体位卧床休息。室内保持极度安静，光线尽量暗，空气流动通畅。忌刺激性饮食及烟、酒，宜少盐饮食。

（2）消除患者紧张和顾虑情绪，对药物中毒引发眩晕者应立即停药，多饮水。

（3）间歇期不宜单独外出，防止眩晕突然发作而出现事故，对于位置性眩晕患者，可加强前庭功能训练，注意精神调养，保持心情舒畅。

● 三、长期伏案一抬头就晕还手麻是什么问题?

对于长期伏案的工薪一族，头晕时无法转动脖子，可能还伴有一侧手麻或手臂麻的症状，此时要警惕是否发生颈源性眩晕。颈源性眩晕是由颈部病变引起椎动脉供血不足所致的眩晕，头晕或眩晕伴随颈部疼痛，多出现在颈部活动后。通常与颈椎病有关，但不一定仅由颈椎病所致。

1. 常见原因

病因尚不明确，可能为颈椎病压迫椎动脉、颈部交感神经受刺激引起椎动脉痉挛等。与颈源性眩晕有关的颈椎病主要为椎动脉型颈椎病和交感型颈椎病。交感型颈椎病所致的颈源性眩晕是由于交感神经兴奋导致椎 - 基底动脉血管收缩，引起一些后循环供血不足的临床症状，如眩晕、恶心、呕吐等。而椎动脉型颈椎病是由椎动脉受到压迫进而引起的供血不足。

2. 症状

（1）眩晕：眩晕的性质可为旋转性、浮动性、移动性或双下肢发软、站立不稳，自觉地面摇晃、倾斜。也有相当多的患者眩晕的症状并不明显，只有头晕眼花的感觉。有的伴有单侧或双侧耳鸣和听力减退。听力为感音神经性聋。此时要与梅尼埃病相鉴别。颈源性眩晕可由患者头颈前后屈或旋转运动引起，部分患者可由体位的改变、站立过久或行走诱发。眩晕发作时有 50% 以上的患者伴有耳鸣，约 1/3 患者出现渐进性、感音神经性聋，部分患者可出现自发性眼震、位置性眩晕。

（2）头痛：头痛发生率为 60%～80%，常呈发作性跳痛，多呈单侧性，多局限于后枕部或顶枕部。有时有视觉先兆，如眼前一阵发黑或闪光等，且有恶心、呕吐、出汗、流涎等自主神经症状，故极易误诊为偏头痛。

（3）意识障碍：发作性意识障碍发生率为 25%～30%。常于头颈转动时突然发生，伴有普遍性肌张力降低，持续时间一般不超过 15 分钟，少数可达 30 分钟或 2～3 小时。发作前常有剧烈头痛、恶心、呕吐、眼前冒金花、耳鸣等现象，有时无意识障碍而发生猝倒。

（4）视觉症状：视觉症状约占 40%，主要表现为复视、视力减退、幻视（不成形者为多）及暂时性双眼视野缺损。但有些学者认为视觉症状仅占少数（6%～9%）。

3. 应急措施

（1）突发颈源性晕眩时：①眩晕发作时，立即卧床安静休息，松开患者的衣服纽扣、腰带。②不要摇动患者的头部，以免眩晕加重。可在患者头部放冰袋或冷水毛巾。原因不明者应尽快到医院就诊。

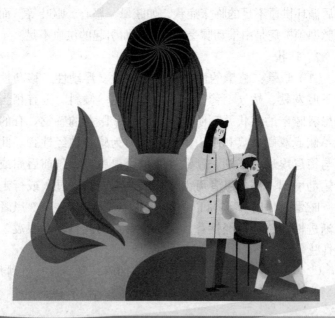

（2）颈源性晕眩治疗：①牵引治疗，缓解颈肌痉挛。②推拿、物理及心理疗法。③药物治疗，用非甾体抗炎药、止晕药、血管扩张药，改善椎-基底动脉血流、增加脑部供血及活血化瘀的中药。④应用颈部围领、颈托、支架，行颈椎固定，以减少对椎动脉及交感神经刺激。⑤必要时建议行骨科手术，以减压、解除颈部压迫等手段，可止晕或不同程度缓解症状。

第二节 剧烈头痛

● 一、突发剧烈头痛要当心是哪种脑出血？

头痛是困扰不少成年人的难题，虽然绝大部分的头痛不是严重疾病，但要警惕突发的剧烈头痛可能是致命性的疾病——蛛网膜下腔出血。蛛网膜下腔出血是由脑底部或脑表面的病变血管破裂，血液直接流入蛛网膜下腔引起的一种临床综合征，又称为原发性蛛网膜下腔出血，约占急性脑卒中的10%，是一种非常严重的疾病。世界卫生组织的调查显示，中国每年蛛网膜下腔出血的发病率约为 2/10 万人，亦有报道发病率为每年（6～20）/10 万人。临床上还可见因脑实质内、脑室出血、硬膜外或硬膜下血管破裂，血液穿破脑组织流入蛛网膜下腔，称为继发性蛛网膜下腔出血。

1. 常见原因

凡能引起脑出血的病因均能引起本病。常见的病因如下。

（1）颅内动脉瘤：占 50%～85%，好发于脑底动脉环的大动脉分支处，以该环的前半部较多见。

（2）脑血管畸形：主要是动静脉畸形，多见于青少年，占2% 左右，动静脉畸形多位于大脑半球大脑中动脉分布区。

（3）脑底异常血管网病：又称烟雾病约占 1%。

（4）其他：夹层动脉瘤、血管炎、颅内静脉系统血栓形成、结缔组织病、血液病、颅内肿瘤、凝血障碍性疾病、抗凝治疗并发症等。

（5）部分患者的出血原因不明，如原发性中脑周围出血。发病前多有明显诱因，如剧烈运动、情绪激动、用力、排便、咳嗽、饮酒等；少数可在安静情况下发病。

2. 症状

（1）出血症状：患者多突然发病，发病前多数患者有情绪激动、用力、排便、咳嗽等诱因。患者突然剧烈头痛、恶心、呕吐、面色苍白、全身冷汗。50%的患者可出现精神症状，如烦躁不安、意识模糊、定向力障碍等。以一过性意识模糊多见，严重者呈昏迷状态，甚至出现脑疝死亡。20%的患者在出血后出现抽搐。

有的患者未出现眩晕、颈背痛或下肢疼痛等症状。脑膜刺激征（颈部抵抗，凯尔尼格征、布鲁津斯基征、直腿抬高试验阳性）明显，常在蛛网膜下腔出血后 1～2 天出现。多数患者出血后经对症治疗，病情逐渐稳定，意识情况和生命体征好转，脑膜刺激征的症状减轻。

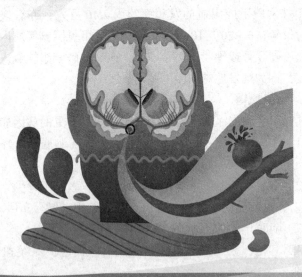

颅内动脉瘤在首次破裂出血后，如未及时治疗，一部分患者可能会再次或第三次出血。死于再出血者约占本病的 1/3，一般多发生于 6 周内。也有患者在数月甚至数十年后再次发生破裂出血。

（2）脑神经损害：一侧动眼神经瘫痪常见，占 6%～20%，提示同侧颈内动脉 - 后交通动脉瘤或大脑后动脉动脉瘤。

（3）偏瘫：本病在出血前后发生偏瘫和轻偏瘫者约占 20%，是病变或出血压迫运动区皮质和其传导束所致。

（4）视觉视野障碍：蛛网膜下腔血液可沿视神经鞘延伸，25% 患者眼底检查可见玻璃体膜下片块状出血，常在发病后 1 小时以内出现，是诊断蛛网膜下腔出血的有力证据。出血量过大时，血液可进入玻璃体内，引起视觉障碍。10%～20% 患者可见视盘水肿。视交叉、视束或视放射受累则产生双颞偏盲或同向偏盲。

（5）约 1% 的颅内动静脉畸形的颅内动脉瘤患者还可出现颅内杂音。部分蛛网膜下腔出血患者在发病后数日可出现低热，为出血后吸收热。

3. 应急措施

（1）当出现突然剧烈头痛、呕吐时，应怀疑是否有发生蛛网膜下腔出血的可能，应及时送医院就诊。

（2）尽量让患者保持头高侧卧位，避免舌根后坠阻碍通气，及时清理口中呕吐物，以免误吸入气道。

（3）尽量避免长途转送，应选择就近有条件的医院治疗。

（4）转送患者时应有医务人员护送并密切观察病情变化，及时采取必要措施。

（5）转运前应绝对卧床休息。

（6）运送过程中尽量避免震动。

（7）密切注意血压变化。

（8）保持患者心情平静，避免情绪紧张。

● 二、夜间入睡后发作的头痛原因是什么？

头痛不仅影响工作，还影响睡眠，当从睡眠中痛醒，或者头痛欲裂时就要警惕是否发生丛集性头痛。丛集性头痛是所有头痛中比较严重的一种，属于血管性头痛之一。因头痛在一段时间内密集发作而得名。多见于青年人（20～40岁），男性发病率为女性的4～5倍，一般无家族史。

1. 常见原因

丛集性头痛的诱发因素包括少量酒精、硝酸盐、组胺或其他作用于血管的物质。目前发病机制尚不明确。

2. 症状

丛集性头痛表现为发作期和间歇期，常无先兆，头痛固定于一侧眼及眼眶周围，多在晚间发作，初感一侧眼及眼眶周围胀感或压迫感数分钟后，迅速发展为剧烈胀痛或钻痛，并向同侧额颞部和顶枕部扩散，同时，伴有疼痛侧球结膜充血流泪、流涕、出汗、眼睑轻度水肿，少有呕吐。60%～70%的患者发作时病侧出现面肌麻痹。头痛时患者十分痛苦，坐卧不宁，一般持续15～180分钟，症状消失缓解后仍可从事原先活动。

发作呈丛集性，每天发作1次至数次，像定时钟一样几乎在固定的时间发作，每次发作时的症状和持续时间几乎相同。丛集性发作可持续数周乃至数月后缓解，一般发作可持续数周至数月（常为6～12周）。有的患者发病有明显季节性，以春、秋季多见，缓解期可持续数月至数年，本病60岁以上患者少见，提示该病有自行缓解倾向。

慢性丛集性头痛极少见，发生率不足10%，可由发作性转为慢性，也可自发作后不缓解呈持续性发作，慢性丛集性头痛临床症状与发作性丛集性头痛临床症状相同，症状持续发作

1年以上或间歇期不超过14天。由于长期头痛，患者会出现情绪抑郁，性格改变等精神症状。

3. 应急措施

（1）禁止在丛集性头痛发作期吸烟、喝酒；保持作息时间有规律，避免午睡。

（2）可考虑服用褪黑素，能帮助调控睡眠周期，可能使与丛集性头痛有关的人体失调状况得到恢复。

（3）丛集性头痛发作时可吸氧10～15分钟。研究发现，高流量吸氧疗法可以在短时间内缓解丛集性头痛的症状。

（4）请医生开一些处方药如麦角胺，或者舌下含服的片剂及直肠栓剂，可在睡前使用，以预防夜间头痛发作。短期使用麦角胺安全和有效，但使用时间不要超过3周，以免引起严重的不良反应；皮质类固醇是能快速起效的预防药物，主要用于新的头痛患者或发作期很短而缓解期很长的患者。

（5）避免接触挥发性物质如溶剂、汽油等；避免去高海拔地区；避免耀眼的光线。

（6）由于硝酸甘油、组胺亦会诱发丛集性头痛，因此伴有心绞痛的患者要慎重使用硝酸甘油。

● **三、搏动性头痛是怎么回事？**

当发生阵发搏动性头痛，要警惕偏头痛的发作。偏头痛是临床最常见的原发性头痛类型，临床以发作性中、重度搏动性头痛为主要表现，头痛多为偏侧，一般可持续4～72小时，可伴有恶心、呕吐。光、声刺激或日常活动均可加重头痛，而在安静环境，通过休息可缓解头痛。偏头痛是一种常见的慢性神经血管性疾病，多起病于儿童期和青春期，中青年期发病达高峰，女性多见，男女患者比例为1：（2～3），人群中患病率为5%～10%，常有遗传发病。

1. 常见原因

（1）遗传因素：约 60% 的偏头痛患者有家族史，其亲属出现偏头痛的风险是一般人群的 3～6 倍。

（2）内分泌和代谢因素：本病的发病率女性高于男性，多在青春期发病，月经期易发作，妊娠期或绝经后发作减少或停止。这提示内分泌和代谢因素参与偏头痛的发病。

（3）饮食与精神因素：偏头痛发作可由某些食物和药物诱发，食物包括含酪胺的奶酪，含亚硝酸盐防腐剂的肉类和腌制食品，含苯乙胺的巧克力，食品添加剂如谷氨酸钠（味精），以及红酒等。药物包括口服避孕药和血管扩张剂如硝酸甘油等。另外，一些环境和精神因素如紧张、过劳、情绪激动、睡眠过多或过少、月经期、强光也可诱发头痛。

2. 症状

（1）典型偏头痛：多分为先兆期和头痛期。

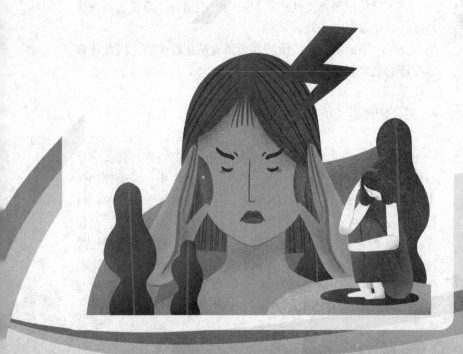

1）在先兆期，患者会感觉有畏光，眼前闪光、亮点亮线等视觉幻觉。严重的出现视野缺损、暗点、偏盲或短暂失明等表现。

2）头痛期：发生在先兆期消退时，症状主要是搏动性头痛，疼痛多始于一侧眶上、太阳穴、眶后部或额颞区，逐渐加重可扩展至半侧头部，甚至整个头部及颈部。疼痛多为搏动性，有跳动感或钻凿感。当头痛的程度逐渐加重后可发展成持续性剧痛，此时可出现恶心、呕吐、畏光、畏声。

（2）普遍型偏头痛：普遍型偏头痛多不会有先兆期症状而是直接进入头痛期。普遍型偏头痛多为急性发作，具有快速性的特点；其症状一开始就为搏动性头痛，发作开始时仅为钝痛或不适感，数分钟到数小时后发展为严重的搏动性痛或跳痛；偏头痛多为单侧性头痛，也可为双侧性头痛；偏头痛还会向颈部及肩部放射。

3. 应急措施

（1）避光安静的环境：压力是头痛的主要原因之一。缓解紧张的肌肉可有助于缓解偏头痛，患有偏头痛的患者也可能对光或声感到过度敏感。休息或坐在昏暗的房间里，闭上眼睛，尽量放松背部、颈部及肩膀可缓解头痛。

（2）咖啡因：咖啡因可能有助于缓解头痛症状，使缓解疼痛的药物更好、更快地达到效果。

（3）放松：深呼吸训练和心理想象可以减轻压力，缓解头痛。可以将这两者合二为一，首先深吸气，慢慢呼气，把感到紧张和局促的地方想象为一个和平的景象，将下巴放到胸前，然后轻轻地、慢慢地把你的头向另一半圈旋转，最后再深吸气，慢慢呼出。

（4）冷／热疗法：冷和热可减轻头痛伴有的疼痛和肌肉紧张。热水淋浴可减轻偏头痛的症状。也可用热毛巾热敷，或者用毛巾包裹冰袋，然后把它放在前额、太阳穴或颈部以缓解疼痛。

（5）按摩：按摩可以缓解紧张的肌肉，别适用于缓解压力或紧张性头痛。轻轻地按摩头部、颈部及肩膀的肌肉，或者进行有针对性的局部按摩。用指尖轻轻擦拭头部疼痛部位数秒，之后可根据需要选择休息或重复按摩。

（6）颈部运动：将手掌放在额头上，使用颈部肌肉，轻轻地向前按摩手掌。过程中需保持头部直立。

（7）指压：指压可能有助于缓解头痛。把拇指放在头骨的底部附近。找到颈两侧的凹陷。用拇指按压并稍微向上，直到感到轻微的疼痛，按1~2分钟。

（8）非处方药物：非处方药如对乙酰氨基酚、阿司匹林、布洛芬等可以缓解头痛。如经常需要使用药物，请咨询医生。

（9）中医疗法：按摩穴位可释放身体中的天然镇痛药——内啡肽，以缓解颈部、肩部和头部疼痛。针灸须请专业人士完成，尽量不要自己照着书本行针。

（10）咨询医生：如果头痛频发或持续超过数天，请及时咨询医生。如果头部受伤后，或者曾患过重大疾病后出现头痛突发或加重，请立即就医。如果发生头痛伴有发热、颈部僵硬、癫痫发作、麻木、复视、头晕、严重恶心、呼吸急促或困难，则需要紧急护理。

第三节 头部外伤

● 一、头磕出了一个大包怎么办？

老年人经过坑洼的路面或小孩子在室外追逐打闹不小心跌倒磕到头部，这时候要警惕头部外伤。由于种种外力作用，可使头面部血管（通常为毛细血管）破裂，血管中的血液渗出血管外，积聚在皮肤内及皮肤下，形成血肿，而头皮仍保持完整。

1. 常见原因

跌倒或多由钝器伤所致，如棍棒伤、砖石伤、斧锤伤、徒手伤、其他工具伤及坠伤等。

2. 症状

血肿早期周围的组织肿胀增厚，触之有凹陷感。晚期可见头顶显著增大。

3. 应急措施

头皮血肿处理原则：当出现一过性意识不清，应及时到医院就诊排除脑震荡或颅内出血，特别是老年人、儿童及长期口服抗凝药物的患者。当伤口出血或有异物时，应用干净的纱布覆盖伤口，并尽快送至医院行伤口消毒、缝合等处理。

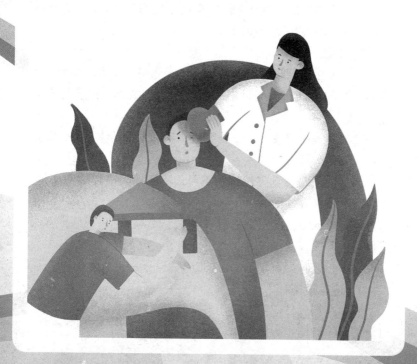

● 二、跌倒头着地后颅内出血如何判断？

无论是骑车跌倒，还是公交车上没站稳，抑或下楼梯没看清台阶，当不小心跌倒，头部重重地撞到地面时，要警惕颅内出血的风险。外界暴力直接或间接作用于头部，可造成脑血管破裂引起出血，脑细胞缺血受到损伤，出血压迫周围的神经组织而引起障碍。

1. 常见原因

（1）突然的头部加速运动，与猛击头部一样可引起脑组织损伤。

（2）头部快速撞击到不能移动的硬物或突然减速运动也是常见的脑外伤原因。

（3）受撞击的一侧或相反方向的脑组织与坚硬而凸起的颅骨发生碰撞时极易受到损伤。

2. 症状

（1）突然感到眩晕，摇晃不定。头痛突然加重，甚至出现难以忍受的头痛，头痛可由间断性变成持续性，或者伴有恶心、呕吐。

（2）一侧面部或上、下肢突然感到麻木，肢体无力，嘴角歪斜，流口水。

（3）说话时感觉突然舌头不灵，不听使唤，说话不清楚，或者听不懂别人的话。

（4）出现短暂的意识不清或嗜睡，或者突然一只眼或双眼感觉短暂发黑或视物模糊，或者一时性突然失明。

（5）频繁鼻出血是脑出血的近期先兆。

3. 应急措施

（1）在场人员应注意受伤患者的意识状态、有无开放伤口出血情况、肢体是否能活动、有无呕吐和抽搐等现象。

（2）如头部有开放伤口且有活动性出血时，应立即用现有物品（衣服、布料等）采取加压包扎止血，如无包扎物也可用手暂时压迫伤口止血。

（3）保持呼吸道通畅，防止窒息。严重者因意识障碍，频繁呕吐，口腔、呼吸道积存大量食物残渣、分泌物和血块，致使呼吸道堵塞或发生误吸而引起窒息。此时，首先用手指清除患者口腔内异物；用手挤压患者腹部，诱发患者咳嗽，可使气管内异物咳出。如患者出现呼吸困难，可用双手放在患者两侧下颌角处将下颌托起，暂时使呼吸道通畅；使患者处于侧卧位或仰卧，头偏向一侧，防止食物和呕吐物误吸入呼吸道。

（4）如出现呼吸功能障碍，最简单而有效的方法是行口对口人工呼吸和胸外心脏按压。

（5）同时应迅速送离现场，及时转入医院进一步治疗。转送注意事项：①有 1/4 颅脑损伤者伴有颈椎损伤，因此不要随意搬动头部。②取平或侧卧位，无休克者可抬高床头 10°～30°。③保持呼吸道、静脉通路通畅并给予吸氧。④途中进行医疗监护，观察病情变化，并固定患者头部两侧，尽可能避免摇晃和震动头部。⑤出现严重脑疝的症状应迅速就近送到有手术条件的医院，争取手术治疗时间。

第四节 颈椎损伤

● 一、如何保护受外伤的颈椎？

当高速路上出现交通事故或工地上出现坠落伤者，在搬运患者前一定要注意是否合并颈椎损伤，避免因错误的搬动方法而加重病情。颈椎损伤是指由于外界直接或间接因素导致脊髓损伤，在损害的相应节段出现各种运动、感觉和括约肌功能障碍，肌张力异常及病理反射等相应改变。

1. 常见原因

（1）交通事故：急刹车造成的挥鞭样损伤相当多见。乘车时入睡，汽车在高速路上行驶时，司机为了躲避障碍物而采取急刹车。摩托车事故导致颈椎损伤率比汽车事故更高。

（2）建筑事故：多为多处综合外伤，颈椎外伤相当多见，由于病因明显、症状明显，不容易被忽视。

（3）运动时从高处摔下，如从单杠、双杠、高低杠上摔下，或者骑马、骑驴时摔下。

（4）突发性意外损伤，如拳击、棒击颈部，坠落物击伤等。

2. 症状

（1）颈痛和头痛：颈痛和头痛为颈部损伤最为常见的2种临床症状。典型的颈痛表现为颈后区的钝痛，颈部活动可使疼痛程度进一步加剧。疼痛还可向头、肩、臂或肩胛间区放射。多数患者可出现颈部肌肉痉挛和颈椎活动受限，这些症状多可在1~2周缓解。

（2）背痛和上肢放射痛：很多颈部损伤患者在伤后第1个月出现肩胛间区或腰背部疼痛。

（3）认知及心理异常：颈部损伤可造成记忆、思维等方面的能力下降，患者在日常生活和工作中易感到疲劳和神经过敏，这些表现均可能与脑损伤有关。

（4）其他症状：吞咽困难、头晕、视力障碍、脑神经损伤、自主神经系统损害、颞下颌关节功能障碍及斜颈、前胸痛等。

3. 应急措施

首先要立即呼叫"120"急救中心，确保医护人员以最短时间到达现场，迅速对患者的病情作出评估，实施紧急、准确的救护措施，挽救患者生命，防止伤势或病情恶化，减轻伤者的痛苦。

用担架、木板或门板搬运患者时，先使患者双下肢伸直，双手相握放在身前，担架放在患者一侧，三人同时用手平抬伤员头颈、躯干及下肢，使患者整体平直托至担架上。注意不要使躯干扭转，特别注意勿使患者呈屈曲体位时搬运。对颈椎损伤的患者，需另有一人专门托扶头部，并沿纵轴向上略加牵引。

● 二、一觉醒来脖子变硬了是怎么回事？

很多人都有这样的经历，受凉或枕头不合适，一觉醒来发现脖子僵硬、疼痛，需变化姿势才能减轻疼痛，当出现这种症状时，可能是发生落枕了。落枕或称"失枕"，是一种常见病，好发于青壮年，冬春季多见。落枕的常见发病经过是，入睡前并无任何症状，晨起后却感到项背部明显酸痛，颈部活动受限，说明病起于入睡之后，与睡枕和睡眠姿势有密切关系。

1. 常见原因

（1）睡姿不良：睡眠时姿势不良，如俯卧时把头颈弯向一侧，在极度疲劳时没有卧正位置就熟睡了，头颈部位置不正或

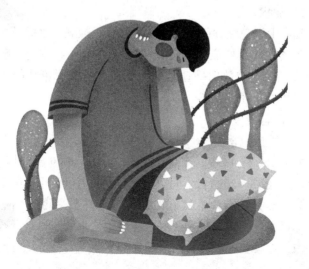

过度屈曲、伸展等使肌肉一侧过度紧张，颈椎小关节错位，时间一长就发生了静力性损伤，则容易造成落枕。

（2）风寒：睡眠时如未注意保暖，使颈部受风寒或盛夏贪凉，寒冷刺激使得颈部和背部的气血运行不畅，筋络痹阻，导致颈部僵硬疼痛，从而造成落枕。

（3）枕头不合适：枕头的作用是使头与腰椎保持平衡，避免颈椎受压。如果枕头过硬，头部与枕头接触面积小，对局部神经的压迫过大，导致第二天早上产生头、颈、背、臂、手等部位麻木或疼痛；而过软的枕头难以保持枕头的高度，对头皮压迫面积大，不利于血液循环，同时透气性能差，使得睡眠时难以充分的呼吸，也会增加落枕的发生。

（4）颈椎病：如果自身患有颈椎病或颈肩部损伤，当遇轻微的风寒或睡眠姿势不当时，就会引起颈部疼痛，可出现反复落枕的现象。如一年里多次落枕是早期颈椎病的一种表现。

（5）颈部外伤：颈部外伤导致肌肉保护性收缩及关节扭挫，在睡眠过程中如姿势不良，致使气血流通不畅，筋脉拘挛，可造成颈部肌肉酸痛，发生落枕。

2. 症状

临床上以急性颈部肌肉痉挛、强直、酸胀、疼痛及颈转动困难为落枕的主要症状。轻者4～5天可自愈，重者疼痛严重并向头部及上肢放射，迁延数周不愈。落枕为单纯的肌肉痉挛，成年人若经常发作，多系颈椎病的前驱症状。

3. 应急措施

（1）冷敷：落枕一般属于急性损伤，多表现为局部疼痛、僵硬。发生落枕48小时内只能冷敷。可用毛巾包裹细小冰粒敷患处，每次15～20分钟，每天2次，严重者可每小时敷1次。

（2）热敷：待疼痛减轻时，再考虑热敷。可用热毛巾湿敷，亦可用红外线取暖器照射，还可用盐水瓶灌热水干敷。

（3）按摩：经上述方法后颈肩仍觉疼痛者，可用分筋法按摩，可由家属代劳。患者取坐位，暴露颈肩部，家属或医务人员站在患者后方，在患肩处涂少许红花油或舒筋油，左手扶住患者头顶位置，用右手拇指放在患肩痛处轻揉按摩，并向肩外轻轻推捋，以分离痉挛痛点。每日推3～6次，分筋按摩后，颈肩疼痛一般可缓解。

有些人不仅频繁发生落枕，同时还伴有头晕、手指发麻、手臂发沉等症状，这很可能是由颈椎病诱发的经常性落枕，需尽早到医院诊治。

第五节　晕厥

● 一、蹲着上厕所，猛地站起来就会眼前发黑的原因是什么？

不少人有过这样的经历，由于体位改变，如从平卧位突然

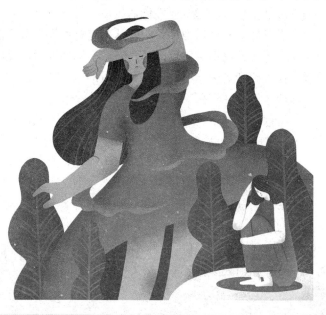

转为直立，可能出现头晕双眼发黑，严重时甚至晕倒，此时要警惕直立性低血压的发生。直立性低血压性引起的晕厥是由于自主神经系统慢性受损引起血管收缩功能减弱，起立时，血压下降，出现晕厥或近似晕厥。

1. 常见原因

（1）原发性自主神经功能不全：这是一种以自主神经功能损害为主的多系统神经病变性疾病，主要为中枢神经系统，自主神经功能异常是其最具特征的临床特点。

（2）药物因素：某些药物与直立性低血压的发生关系密切。患者因基础疾病长期服用硝酸酯类、钙通道阻滞剂、利尿药、α受体阻滞剂等药物，这些药物具有扩张血管的作用，均可导致直立性低血压。由于心室舒张期充盈随年龄增长而减损，老年人依赖足够的静脉回流提供正常的心排血量，因此，减少静脉回流的药物，如硝酸酯类和利尿药是引起老年人群直立性低血压的常见药物。有研究表明，在老年人群中这些药物即使用常规剂量也可引起直立性低血压。

（3）进餐后直立性低血压：一般认为进餐后发生直立性低血压与压力感受器反射灵敏度下降、餐后交感神经活性反应不足及餐后体液改变等因素有关。亦有严重的直立性低血压患者发生晕厥或跌倒常在早餐后，通常在餐后 2 小时内。

（4）糖尿病：有资料表明糖尿病患者中直立性低血压发病率为 13%，糖尿病如并发严重直立性低血压常为预后不良的表现，可导致心搏、呼吸停止，甚至发生猝死。

（5）病毒感染：有资料显示疱疹病毒感染后出现直立性低血压，可能与带状疱疹病毒侵犯交感神经节有关。

2. 症状

（1）直立性低血压：卧位时血压正常，站立时收缩压较卧位常降低 50 mmHg 以上，同时伴头晕、视物模糊、无力，甚至晕厥。

（2）自主神经症状：膀胱直肠括约肌功能、发汗功能障碍。

（3）躯体神经症状：锥体系、锥体外系及小脑等神经损害体征。

（4）长时间站立时，可有头晕、眼花、眩晕、软弱或上腹部不适等先兆症状。

（5）发作时心率加快，血压下降。

3. 应急措施

大多数晕厥呈自限性，为良性过程。应尽早送晕厥的患者至医院，由医生诊治，以免错过急诊抢救的情况。老年人发生不明原因晕厥，即使检查未发现异常，也应排除和鉴别是否患有完全性心脏传导阻滞和心动过速。

发现晕厥患者后应将其置于头低位（卧位时使头垂下，坐位时将头置于两腿之间）保证脑部血供，解松衣扣，头偏向一侧避免舌阻塞气道。向面部喷少量凉水并在额头上置湿凉毛巾，刺激其清醒，同时注意保暖，暂时禁食。清醒后不要立刻站起，待全身无力好转后再起立行走。老年人晕厥发作的危险因素不在于原发疾病，而在于晕倒后的头外伤和肢体骨折。因此，建议在厕所和浴室地板上覆盖橡皮布，卧室铺地毯，室外活动宜在草地或土地上进行以防跌倒，同时避免站立的时间过久。

直立性低血压患者的治疗应包括血容量不足时的补液，以及停用或减量引起低血压的药物。避免长时间站立和长期卧床，戒酒对直立性低血压有一定的预防作用。另外一些方法，如增加盐和液体摄入量，使用弹力袜和弹力腹带，随身携带折叠椅，锻炼腿和腹部肌肉也对预防直立性低血压有帮助。

● **二、上厕所也能晕过去是什么情况？**

当出现痛得晕厥，咳嗽打喷嚏或上厕所时也可发生晕厥，以上情况不是耸人听闻，而是发生了反射性晕厥。神经介导性晕厥又称反射性晕厥，是临床最常见的晕厥类型，占所有晕厥病例的35%～38%，可发生于各个年龄组，包括血管迷走性晕厥、情境性晕厥、颈动脉窦过敏及疼痛性晕厥等多个综合征。

1. 常见原因

（1）血管迷走性晕厥：听到好消息或坏消息，抽血时，以及情绪紧张（恐惧、害怕）、饥饿、脱水、热环境、疼痛等。

（2）情境性晕厥：咳嗽、打喷嚏、胃肠刺激（吞咽、排便、内脏痛）及排尿等。

（3）颈动脉窦过敏综合征：当颈动脉窦受到刺激时，心率减慢、血压下降或两者均有时。

（4）疼痛性晕厥：剧烈的疼痛（如三叉神经痛和舌咽神经痛引起的面部和咽喉部疼痛）可引起晕厥。

2. 症状

神经介导性晕厥通常有自主神经兴奋的前驱症状，如出汗、面色苍白和恶心。

（1）血管迷走性晕厥：恶心，出汗，打哈欠，上腹部不适，呼吸深快急促，四肢无力，视物模糊，心动过速，瞳孔扩大。部分先兆期患者若立即坐下或平卧可避免发作。发作期主要表现为跌倒，血压下降（收缩压一般为50～75 mmHg），心率降低，脉搏微弱，面色苍白，意识丧失，部分患者出现大小便失禁，四肢强直或阵挛性抽动。症状一般持续数秒钟到2分钟，醒后可出现全身无力、头晕、口渴等，也可能继发呕吐和暴发性腹泻。

（2）情境性晕厥：可出现咳嗽后的咳嗽性晕厥，男性排尿时出现排尿性晕厥，排便性晕厥，而吞咽性晕厥多见于老年人。

（3）颈动脉窦过敏综合征：可引起2个反应——反射性心率下降（迷走神经型反应）和动脉血压下降，但不伴心率下降（抑制型反应），这2个反应可共存。晕厥发作时无恶心、面色苍白等先兆症状，意识丧失一般不超过数分钟，随即完全恢复。

（4）疼痛性晕厥：剧烈的疼痛可引起晕厥，特点是症状发生顺序总是先疼痛后晕厥。

3. 应急措施

大多数晕厥呈自限性，为良性过程。晕倒患者应尽早送至医院，由医生诊治，以免错过急诊抢救的情况如脑出血、大量内出血、心肌梗死、心律失常等。老年人不明原因晕厥即使检查未发现异常也应排除心脏或中枢神经系统疾病。

发现晕厥患者后应置头低位（卧位时使头下垂，坐位时将头置于两腿之间）保证脑部血供，解松衣扣，头转向一侧避免舌阻塞气道。注意保暖，暂停进食。清醒后不要立即站起。待全身无力好转后逐渐起立行走。老年人晕厥还应到医院进行进一步检查病因和并发症。

神经介导性晕厥，应以预防为主，对患者进行健康教育。患者应了解有可能诱发晕厥的行为，如饥饿、炎热等并尽可能避免，对可能诱发晕厥的原发病、血容量不足等应该进行相应处理。一般血管迷走性晕厥多数为良性。对单发或无危险因素的罕发晕厥患者可不予特殊治疗。

对于有颈动脉窦过敏综合征的患者应避免穿硬领衣服，转头宜慢或在转头同时逐渐转动整个身体。若存在局部病变，则给予相应治疗。对于情境性晕厥应尽可能避免特殊行为。对于排尿、排便等无法避免的行为可采用保持血容量，改变体位（由立位改为坐位或卧位），改变速度等方法。另外，排便性晕厥患者可使用大便软化药；排尿性晕厥患者睡前减少饮水量，特别是要禁止饮酒；吞咽性晕厥患者少食冷饮和大块食物以防晕厥发作。

● 三、胸口一阵发憋随后昏死过去是什么原因？

在所有类型的晕厥中，心源性晕厥最凶险，当患者主诉胸闷并伴大汗淋漓时，应警惕发生心源性猝死。心源性晕厥是指由心脏疾病致一过性脑供血不足而产生的短暂意识障碍综合征。

1. 常见原因

心源性晕厥主要包括心律失常性晕厥和器质性心血管疾病性晕厥。

（1）心律失常性晕厥：心律失常是心源性晕厥最常见原因。心律失常引起血流动力学障碍，导致心排血量和脑血流明显下降。影响因素包括心率、心律失常的类型（室上性或室性）、左心室功能、体位及血管代偿能力等。

1）病态窦房结综合征（包括慢 - 快综合征）：病态窦房结综合征为窦房结自主功能异常或窦房传导异常。这种情况下，晕厥是由于窦性停搏或窦房传导阻滞导致长间歇所致。

2）房室传导阻滞：严重的获得性房室传导阻滞与晕厥密切相关。患者以次级起搏点维持心律。次级起搏点起搏频率较低，一般为 25～40 次 / 分。当次级起搏点延迟起搏时，使脑灌注不足而引发晕厥。

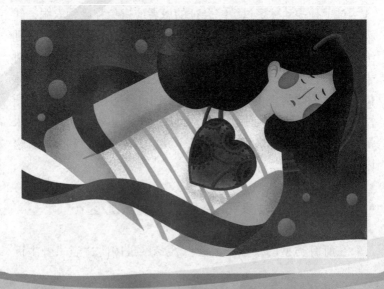

3）阵发性室上性心动过速及室性心动过速：阵发性室上性心动过速很少引起晕厥，但室性心动过速常引起晕厥。引起晕厥的主要因素包括发生心动过速的频率、血容量、体位、是否有器质性心脏病及外周血管反射性代偿作用和正在使用的药物等。如果心动过速引起的血流动力学异常持续存在，患者意识不能恢复，则发展为心脏性猝死。

4）遗传性离子通道病：遗传性离子通道病可引发室性心律失常，从而进一步导致晕厥和猝死，最常见的是长 Q-T 间期综合征和 Brugada 综合征。

5）一些药物可引起心动过缓和心动过速。许多抗心律失常药物因对窦房结功能或房室传导有抑制作用导致心动过缓。

（2）心脏疾病性晕厥

1）冠状动脉粥样硬化性心脏病导致的晕厥：这类晕厥的死亡风险与左心室功能成正比，反复缺血发作导致的晕厥应首先考虑心律失常，需评估缺血程度、心脏病变及心律失常以发现潜在的致命性危害。

2）非缺血性扩张型心肌病：晕厥可增加非缺血性扩张型心肌病的病死率，由于自限性室性心动过速反复发作，导致心搏骤停而造成晕厥。心功能不全导致的心律失常性晕厥较为常见，此类患者的神经反射功能异常，加上抗心力衰竭药物（血管紧张素转化酶抑制剂、β受体阻滞药）的影响，易致晕厥的发生。

3）其他器质性心脏病所致的晕厥：肥厚型心肌病、致心律失常性右心室心肌病及其他器质性心肺疾病（包括肺栓塞、肺动脉高压、主动脉狭窄、心脏压塞、心房黏液瘤、二尖瓣狭窄等）。

4）永久性起搏器和心脏复律除颤器故障导致的晕厥：植入永久性起搏器和埋藏式心脏复律除颤器的患者很少发生先兆晕厥或晕厥，即使出现晕厥一般也与之无关。相关的晕厥诱因可能是脉冲发生器电池耗尽、电极脱位等引起，应及时采取替换电池、重置电极等排除故障的措施。起搏器综合征导致的低血压患者在重新设置起搏程序后，即可消除症状，个别患者需要更换起搏器。

2. 症状

典型晕厥发作的临床表现可分为发作前期、发作期及发作后期。但是，心源性晕厥多无发作前期症状而直接进入发作期，临床表现为：①发作期，突然意识丧失，大多在1分钟以内，出现面色苍白，呼吸深慢，或者出现叹气样呼吸，甚至呼吸、心脏停搏。②发作后期，意识恢复后表现为面色苍白、大汗、四肢冰冷、极度疲劳、嗜睡等不适。

3. 应急措施

（1）保护脑功能：一旦发生晕厥，应立即将患者置于平卧位，头放低，松解衣扣，保持周围空气流通，保证脑组织血液和氧的供应，避免脑功能损伤。

（2）心肺复苏：将患者置于硬板床上，解开患者上衣，家属或现场施救者两手掌重叠交叉置于患者胸骨中下段，双肘关节伸直，利用身体重力有节奏地垂直向下按压，将胸骨下段压下5 cm，并保证胸廓充分回弹，按压频率为100次/分以上；开放并清理患者口鼻部，开放气道（可采取仰头抬颏法，一只手放在患者前额，用手掌把额头用力向后推，使头部后仰，另一只手的手指放在下颌骨处，向上抬下颌骨）后行人工呼吸，用手捏住患者鼻孔，深吸气后贴紧患者口唇外缘用力吹气，胸外心脏按压与通气比例为30∶2，以上步骤可两人交替进行。

（3）老年人晕厥发作时，要注意预防头外伤和肢体骨折的发生。当老年人出现面色苍白、出冷汗、神志不清时，应立即让患者蹲下，再使其躺倒，以防跌撞造成外伤。

（4）在进行上述急救的同时，应拨打急救电话，去医院进行系统诊治。

四、突然昏过去一会儿，又自己醒过来是怎么回事？

脑血管病是危害中老年身体健康的主要疾病之一，当突发一侧肢体活动不利，送至医院后，症状很快就缓解且无后遗症，这可能是发生了短暂性脑缺血发作。短暂性脑缺血发作是脑、脊髓或视网膜局灶性缺血所致的、未发生急性脑梗死的短暂性神经功能障碍，它与缺血性脑卒中有着密不可分的联系，大量研究显示，短暂性脑缺血发作患者近期发生脑卒中的风险很高。

1. 常见原因

（1）脑血流的改变

1）低血压或血压波动：在脑血管壁动脉粥样硬化或管腔狭窄的基础上，出现低血压或血压波动时，引起病变血管的血流减少，产生短暂性脑缺血发作的症状。

2）血液成分的改变：当血液中的有形成分在脑部微血管淤积、阻塞微血管，也可导致短暂性脑缺血发作，如真红细胞增多症。

3）其他血液系统疾病，如贫血、白血病、血小板增多症、血纤维蛋白原增高及各种原因所致的血液高凝状态等引起的血流动力学异常，都可能引起短暂性脑缺血发作。

（2）微栓塞：主要指来源于颈部和颅内大动脉，尤其是动脉分叉处的动脉粥样硬化斑块、附壁血栓或心脏的微栓子脱落，随血流流入脑中，可引起颅内相应动脉闭塞，产生临床症状。而当微栓子崩解或向血管远端移动后，局部血流恢复，症状消失。

（3）其他：颅内动脉炎和脑动脉盗血综合征也会引起一过性脑缺血发作。

2. 症状

短暂性脑缺血发作好发于50～70岁，男性多于女性，患者多伴有高血压、动脉粥样硬化、心脏病、糖尿病及血脂异常等脑血管病危险因素。起病突然，迅速出现局灶性神经系统或视网膜的功能缺损，一般持续 10～15 分钟，多在 1 小时内恢复，最长不超过 24 小时，不遗留神经功能缺损体征。一般表现为突然出现一侧面部、肢体或躯干的刺痛，麻木甚至是瘫痪；眼前黑蒙或失明；不能说话或言语混乱；行走困难或身体平衡失调。

短暂性脑缺血发作主要涉及 2 个脑内供血系统：颈内动脉系统和椎 - 基底动脉系统，椎 - 基底动脉系统更易反复发作短暂性脑缺血发作。

（1）颈内动脉系统短暂性脑缺血发作

1）常见症状：病变对侧肢体或躯体发生瘫痪、麻木、面瘫。

2）特征性症状：病变同侧单眼一过性黑蒙或失明，病变对侧偏瘫及感觉障碍；病变同侧 Horner 征（病变同侧上睑下垂、眼球内陷、瞳孔缩小、面部无汗等）、病变对侧偏瘫；优势半球受累者还可以出现失语等。

（2）椎 - 基底动脉系统短暂性脑缺血发作

1）常见症状：最常见的症状为眩晕、恶心和呕吐，大多不伴有耳鸣。

2）特征性症状：突然出现双下肢无力而倒地，但可随即自行站起，整个过程中意识清楚（跌倒发作）；突然出现一过性记忆丧失，伴时间、空间定向力障碍，无意识障碍，患者自知力存在，书写、计算、对话等功能保留完整，无神经系统其他的异常表现，症状持续数分钟或数小时后缓解，大多不超过24 小时，遗留完全或部分对发作期事件的遗忘（短暂性全面遗忘症）；单侧或双侧视力障碍或视野缺损等。

3. 应急措施

（1）短暂性脑缺血发作时，应立即卧床休息，头取自然位置，避免左右转动或过伸、过屈。发作期过后也应适当休息，有心功能障碍的患者，应绝对卧床休息。

（2）保持呼吸道通畅，避免异物阻塞气道，如果有舌后坠史，要及时处理，避免窒息。

（3）患者在室内环境下出现明显喘憋或口唇发绀，若家中有制氧机应给予吸氧。

（4）短暂性脑缺血发作一般能很快缓解，但是频繁出现的短暂性脑缺血发作是脑卒中的征兆，应尽快送至医院进行系统性检查和治疗。

● 五、悲伤过度晕过去怎么办？

经历了巨大的心理创伤或情绪比较激烈时，可能发生晕厥，此时给予患者疼痛刺激可使其苏醒，这即是过度换气综合征。过度通气综合征多为呼吸中枢调节异常导致过度通气超过生理代谢，而引起以呼吸困难为主的非器质性的多系统症状性疾病。高通气综合征的概念包含以下3个含义：①有躯体症状；②有可以导致过度通气的呼吸调节异常；③躯体症状与呼吸调节异常之间存在因果联系，即躯体症状是由呼吸调节异常引起的。

1. 常见原因

过度通气状态与过度通气综合征含义不同。很多器质性疾病，如低氧血症、肺炎、肺间质纤维化、肺栓塞、充血性心力衰竭、代谢性酸中毒及发热等，都可伴随过度通气状态，动脉血气分析结果显示二氧化碳分压降低。通过治疗原发疾病，过度通气状态可以随之缓解。

过度通气综合征为非器质性疾病，具体病因不明，临床上发病率女性高于男性，15～30岁的女性为高发人群，多与个人生活、工作压力及情绪状态有密切关系。

2. 症状

（1）呼吸系统：呼吸困难，气短，憋气。特殊呼吸形式，

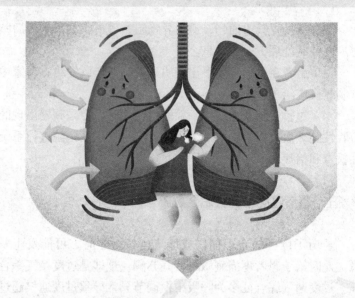

如呼吸频率快，节律不均匀，频繁的叹息样呼吸；胸式呼吸为主，腹式呼吸基本消失；可出现胸部不适，甚至钝性胸痛。

（2）心血管系统：心前区疼痛，心悸，心慌及心律失常。

（3）神经系统：头晕甚至眼前发黑（从蹲位或坐位站起时明显），还可出现手足和上下肢的麻木，四肢强直，甚至晕厥等。

（4）精神和心理：多有精神创伤史，心情焦虑、紧张不安，怀疑自己患有"大病"或有恐癌心态。

（5）其他：慢性低热，体温在 37.5 ℃左右，不超过 38 ℃；出现恶心、呕吐、腹泻、便秘等消化系统症状，以及乏力、失眠、头痛、注意力下降等。

3. 应急措施

（1）明确症状发生与呼吸的关系，放松心情，避免过度焦虑，消除恐惧心理。

（2）尝试腹式呼吸，减慢呼吸频率。

（3）可用纸自制面罩罩在口鼻处限制通气。

（4）若几分钟后症状仍未得到缓解，或者出现呼吸困难、胸痛等症状加重，立即急诊就医。

第六节　昏迷

● **一、突发一侧肢体动不了了是什么情况？**

当突然出现一侧的肢体不能活动，手不能抓握物品，或者整个人跌倒，要警惕急性脑卒中。脑卒中，俗称中风，是一种急性脑循环障碍所致的局限或全面性脑功能缺损综合征，包括缺血性和出血性脑卒中两大类。缺血性脑卒中即脑梗死，占脑卒中的 60%～80%；出血性脑卒中包括脑出血和蛛网膜下腔出血。

1. 常见原因

（1）缺血性脑卒中（脑梗死）以大动脉粥样硬化最常见，中老年患者常见。动脉粥样硬化为最常见的病因；其次有高血压、糖尿病、血脂异常等。

（2）引起缺血性脑卒中的还包括以下 3 个原因。

1）脑栓塞，心源性脑栓塞最常见，其常见病因有心房颤动、心脏瓣膜病、感染性心内膜炎、心肌梗死、心脏手术、先天性心脏病；非心源性脑栓塞的栓子比较少见，如空气、脂肪滴、肿瘤细胞等。

2）小动脉闭塞，其常见病因有高血压、冠状动脉粥样硬化性心脏病、冠状动脉粥样硬化、糖尿病及低血压等。

（3）引起出血性脑卒中的原因主要为高血压，其次还有脑动静脉畸形、动脉瘤、血液病（白血病、再生障碍性贫血、特发性血小板减少症）等。

2. 症状

（1）症状突然发生。

（2）一侧肢体（伴或不伴面部）无力、笨拙、沉重或麻木。

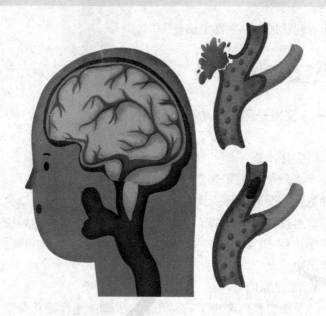

（3）一侧面部麻木或口角歪斜（不包括周围性面瘫）。

（4）说话不清或理解语言困难。

（5）双眼向一侧凝视。

（6）一侧或双眼视力丧失或模糊。

（7）视物旋转或平衡障碍（同时伴有复视、饮水呛咳、吞咽困难、肢体麻木乏力、言语不清或昏迷之一者尤需高度怀疑脑卒中）。

（8）既往少见的严重头痛、呕吐。

（9）上述症状伴意识障碍或抽搐。简单判断方法——FAST，"F"即"face"（嘴歪向一侧）；"A"即"arm"（手臂无力）；"S"即"Speech"（说话困难）；"T"即"time"（立即呼叫救护车，去医院进行救治）。

3. 应急措施

（1）保持镇静，切勿慌乱。如果患者意识清醒，应安慰患者，缓解其紧张情绪，避免造成患者的心理压力。切勿为了叫醒昏迷患者而大声叫喊或猛烈摇动昏迷者，以免加重病情。

（2）将患者置于平卧位，头肩部稍垫高，解开患者领口纽扣、领带、腰带、内衣等，如有活动性义齿也要取出；头偏向一侧，避免痰液或呕吐物回流造成误吸。

（3）确保患者呼吸道通畅，出现呼吸困难时可给予吸氧。

（4）跌倒在地的患者，应检查有无外伤，有出血者可给予简单包扎。

（5）搬运患者的正确方法：如果必须从楼上抬下患者，要头部朝上，足朝下，减少脑部充血；2～3人同时用力，1个人托住患者的头部和肩部，尽量固定头部，使头部不要受到震动或过分扭曲，另1个人托住患者的背部和臀部，另1个人托起患者的腰部和腿部，3个人同时用力，平抬患者移至硬木板床或担架上，切勿拖、抱、背、扛患者。

（6）在进行现场处理时，应拨打急救电话，尽快送患者至医院。

（7）家属可记录下出现脑卒中症状的时间和病情发展变化情况。

（8）在等待救治过程中请勿给患者服用降压药。

● 二、误食农药应该怎么办？

农药是指用来杀灭害虫、啮齿动物、真菌及莠草等防治农业病虫害的药品。农药种类很多，目前常用的包括杀虫药（有机磷杀虫药、氨基甲酸酯类、拟除虫菊酯类及甲脒类等）、灭鼠药和除草剂等。农药在生产、运输、分销、储存及使用过程中不注意防护，以及摄入农药污染食物和故意服毒等导致农药中毒。

1. 常见原因

（1）生产过程中中毒：在生产过程中中毒的主要原因是杀虫剂在精作和包装过程中，手套破损或衣服和口罩污染导致；也可因生产设备密闭不严，毒物泄漏污染接触的皮肤或者吸入中毒。

（2）使用过程中中毒：在使用农药的过程中，药液污染皮肤或湿透衣服由皮肤吸收，或者吸入空气中的药物造成中毒。

（3）生活中中毒：故意吞服、误服、摄入农药污染的水或食品，滥用农药治疗皮肤病或者驱虫也会发生中毒。

2. 症状

（1）有机磷中毒

1）急性中毒表现：口服中毒约在 10 分钟至 2 小时发病；吸入中毒约在 30 分钟后发病；皮肤吸收后 2～6 小时发病。①毒蕈碱样症状：瞳孔缩小、腹痛、腹泻，大小便失禁，大汗、流泪、流涎，咳嗽、气促、呼吸困难等。②烟碱样症状：肌肉颤动、全身肌强直性痉挛或肌力减退，呼吸衰竭或停止，血压增高、心律失常等。③中枢神经系统症状：头晕、头痛、烦躁不安、谵妄、抽搐和昏迷、呼吸、心搏停止等。④局部损害：有机磷中毒患者呼出气体有大蒜味，皮肤接触有机磷发生过敏性皮炎、水疱或剥脱性皮炎；污染眼部时，出现结膜

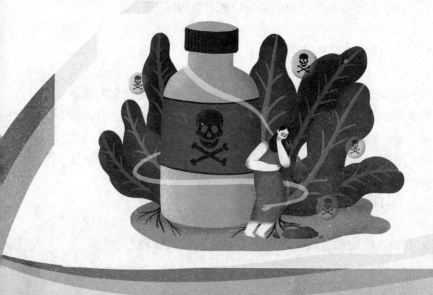

充血和瞳孔缩小。

2）迟发性多发神经病：急性中度和重度有机磷中毒症状消失后 2～3 周出现迟发性多发神经病，临床表现为感觉、运动型多发神经病，主要累及肢体末端，出现下肢瘫痪、四肢肌肉萎缩等。

3）中间型综合征：多发生于重度有机磷中毒后 2～3 天和服用解毒药剂量不足的患者，突然出现屈颈和四肢近端无力，以及出现上睑下垂、面瘫和呼吸肌麻痹等。

（2）急性百草枯中毒

1）局部损伤：接触部位皮肤迟发出现红斑、水疱、糜烂、溃疡及坏死；口服中毒者，口腔、食管黏膜灼伤及溃烂；吸入中毒者可出现鼻出血等。

2）系统损伤：①呼吸系统。服毒 2～4 天逐渐出现咳嗽、呼吸急促及肺水肿，可迅速出现发绀，甚至死亡。②消化系统。胸骨后烧灼感、恶心、呕吐、腹痛、腹泻、胃肠道穿孔。③其他。心悸、胸闷、气短、中毒性心肌炎症状，头晕、头痛、抽搐或昏迷；百草枯吸收 24 小时后，可出现血尿、蛋白尿或急性肾衰竭；也可出现溶血性贫血、弥散性血管内凝血、休克等。

（3）氨基甲酸酯类中毒：氨基甲酸酯类中毒的临床表现与有机磷农药中毒类似，主要为乙酰胆碱蓄积相关的毒蕈碱样、烟碱样和中枢神经系统症状。主要表现为，头晕、乏力、视物模糊、恶心、呕吐、腹痛、流涎、多汗、食欲缺乏、瞳孔缩小等；重症患者可出现肌纤维颤动、血压下降、意识障碍、抽搐、肺水肿、脑水肿、心肌损害等。

（4）灭鼠药中毒：灭鼠药多种多样，中毒症状也不同，主要有以下 4 种。

1）毒鼠强中毒：经呼吸道或消化道黏膜迅速吸收后导致严重阵挛性惊厥和脑干刺激的癫痫大发作。

2）氟乙酰胺中毒：①轻型。头晕、头痛、视物模糊、乏力、四肢麻木、抽动、口渴、上腹痛等。②中型。分泌物增多、烦躁、呼吸困难、肢体痉挛、心肌损害、血压下降。③重型。昏迷、惊厥、严重心律失常、瞳孔缩小、肠麻痹、大小便失禁、心肺功能障碍等。

3）溴鼠隆中毒：①早期症状。恶心、呕吐、腹痛、低热、食欲缺乏、情绪不佳。②中、晚期症状。皮下广泛出血、血尿、鼻和牙龈出血、咯血、呕血、便血，心、脑、肺出血、休克等。

4）磷化锌中毒：①轻者。胸闷、咳嗽、口咽／鼻咽干燥和灼痛、呕吐、腹痛等。②重者。惊厥、抽搐、肌肉抽动、口腔黏膜糜烂、呕吐物有大蒜味。③严重者。肺水肿、脑水肿、心律失常、昏迷、休克等。

3. 应急措施

（1）脱离中毒环境：将中毒患者置于新鲜空气处，立刻脱去农药污染的衣服，用清水反复清洗污染的皮肤、头发、指甲等，有效阻止毒物被继续吸收。

（2）对于口服中毒意识清醒者，家属可用手指或筷子压抵患者舌根以刺激咽喉使其呕吐并重复进行，过程中应注意防止呕吐物误吸。对于昏迷者，将患者头偏向一侧，有义齿者取下活动义齿，防止呕吐物被误吸，及时清除口、鼻腔内的分泌物。

（3）有机磷农药中毒的患者常死于肺水肿、呼吸肌麻痹、呼吸中枢衰竭等，对出现呼吸、循环衰竭的患者可予以紧急复苏，行胸外心脏按压及人工呼吸等。

（4）在进行上述急救的同时，拨打急救电话，将患者送至医院进行系统诊治。

● **三、"老糖友"两顿没吃饭突发叫不醒了是什么原因？**

对于"老糖友"（即糖尿病患者）来说，当摄入食物量减少而未减少胰岛素用量，此时，要特别警惕低血糖的发生。低血糖是一组多种病因引起的静脉血液中葡萄糖的浓度（简称血糖）过低，临床上以交感神经兴奋和脑细胞缺糖为主要特点的综合征。一般以静脉血糖<2.8 mmol/L 作为低血糖的诊断标准。

1. 常见原因

（1）未按时进食或进食量过少。

（2）运动量增加或过度运动。

（3）酒精摄入，尤其是过量摄入。

（4）服用降糖药或注射胰岛素制剂等。

（5）患有胰岛素瘤、胰岛素自身免疫综合征及反应性低血糖等。

2. 症状

（1）交感神经过度兴奋的表现：出汗、饥饿、感觉异常、

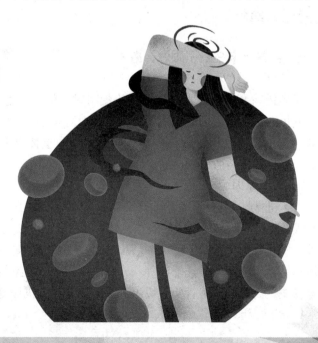

流涎、颤抖、心悸、紧张、焦虑、软弱无力、面色苍白、心率加快、四肢冰凉、收缩压轻度升高等。

（2）脑功能障碍的表现：亦称神经低血糖症状，是大脑缺乏足量葡萄糖供应时功能失调的一系列表现。初期为精神不集中，思维和语言迟钝，头晕、嗜睡、视物模糊、步态不稳，可出现幻觉、躁动、易怒、行为怪异等精神症状。严重者可出现躁动不安，甚至强直性惊厥、昏迷、死亡等。

3. 应急措施

（1）对于轻度至中度的低血糖，口服糖水、含糖饮料，或者进食糖果、饼干、面包、馒头等即可缓解。

（2）重度和疑似因低血糖昏迷的患者，应立即拨打急救电话，意识模糊者，不要喂食以避免呼吸道窒息。

（3）药物性低血糖，应及时停用相关药物。

第七节 窒息

● **一、当异物卡在嗓子眼怎么办？**

当异物堵塞气道或咽喉造成气流受阻时，就会发生窒息。对于成年人，一块鸡肉就可能导致窒息；而对于小孩，常见的果冻、花生米、硬币等就可能造成窒息。窒息会阻断脑部供氧，应该尽快进行急救。

1. 常见原因

（1）机械性窒息：一般是指异物堵塞呼吸道，患急性喉头水肿或食物吸入气管等造成的窒息。异物窒息属于机械性窒息，导致儿童机械性窒息常见的异物为纽扣、花生、果冻、瓜子、硬币、笔帽、电池、玩具配件等。导致成年人机械性窒息的常见异物主要为鱼刺、鸡骨头、饭团等。导致老年人机械性窒息的常见异物主要有饭团、汤圆、馄饨、饺子、义齿、痰痂等。

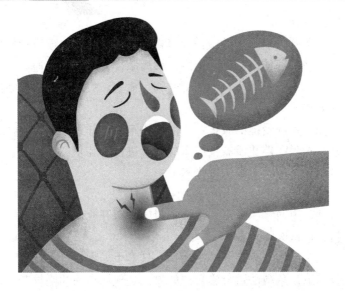

（2）中毒性窒息：如一氧化碳中毒，大量的一氧化碳由呼吸道吸入肺，再进入血液，与血红蛋白结合成碳氧血红蛋白，阻碍氧与血红蛋白的结合与解离，导致组织缺氧从而造成窒息。

（3）病理性窒息：如溺水和肺炎等引起的呼吸系统功能丧失；脑循环障碍引起的中枢性呼吸停止；新生儿窒息和空气中缺氧的窒息（如关进箱、柜内，空气中的氧逐渐减少等）。其症状主要表现为二氧化碳或其他酸性代谢产物蓄积引起的刺激症状与缺氧引起的中枢神经麻痹症状交织在一起。

2. 症状

窒息的普遍症状是呼吸困难，像被人扼住脖子。如果当事人不能给出明确指示，还可以通过以下迹象来判断：不能说话；呼吸困难或呼吸带有杂声；欲用力咳嗽而咳嗽不出；皮肤、嘴唇和指甲发绀；意识丧失。

3. 应急措施

窒息的原因很多，窒息的急救应根据其病因进行救护。解除了气道阻塞和消除引起缺氧的原因，部分患者可迅速恢复，具体措施如下。

（1）呼吸道阻塞的救护：将昏迷患者下颌上抬或压额抬后颈部，使头部伸直后仰，解除舌根后坠，使呼吸道畅通。然后用手指或用吸引器将口咽部呕吐物、血块、痰液及其他异物挖出或抽出。

（2）颈部受扼的救护：应立即松解或剪开颈部的扼制物或绳索。对呼吸停止没有反应者应立即进行心肺复苏，如患者有呼吸微弱，应给予高浓度吸氧。

（3）胸部严重损伤的救护：半卧位法，给予吸痰及血块，保持呼吸道通畅，吸氧，镇痛，封闭胸部开放伤口，固定肋骨骨折，速送医院急救。

（4）海姆立克腹部冲击法：一旦发生异物窒息，就要立刻对其采取该急救法进行施救。如果你是现场唯一的施救者，在拨打"120"或"999"之前，应先对患者采取海姆立克腹部冲击法进行急救。如果旁边还有其他人，在你对患者施救时，让另一个人打电话求助。

1）对患者实施海姆立克腹部冲击法：站在患者身后，双臂合拢环抱患者腰部，使患者弯腰稍向前倾。一手握拳，拳眼轻放在患者的肚脐上方两横指，另一手包住拳头，在患者腹部迅速有力地向上挤压，好像要提起患者身体一样，重复以上步骤，直至异物被排出。

2）对自己实施海姆立克腹部冲击法：一手握拳，拳眼轻放在自己的肚脐上方两横指，另一手包住拳，并俯身压在坚硬的物体上，如椅子或工作台上。用你的拳头快速由内向外挤压。

3）清理孕妇或肥胖患者的呼吸道：将手置于比正常的海氏急救术稍高的位置——胸骨的底部即最底层肋骨的上部，接下来就按海姆立克腹部冲击法的步骤操作，快速有力地挤压患者的胸腔，重复以上步骤，直至异物被排出。

4）清理意识模糊患者的呼吸道：将患者仰卧在地板上，

清理呼吸道，如果在咽喉的后面或上部可以看到异物，就伸进一根手指将引起梗塞的异物轻轻抠出来。小心切勿将异物更深地推入呼吸道，尤其是对小孩进行此操作时。

经上述操作之后，如果异物依然滞留在呼吸道里而且患者没有任何反应，那就要立刻进行心肺复苏。心肺复苏当中压迫胸腔的措施可能会使异物排出。

5）疏通1岁以下婴儿窒息患者的呼吸道：让自己保持坐姿，将前臂架在大腿上，然后让婴儿趴在你的前臂上，用掌根轻柔而平稳地敲击婴儿的后背中部，5次即可。在重力和冲击力的共同作用下，异物可被排出。若此法无效，让婴儿仰卧在你的前臂，并保持他的头部低于身体。用两根手指挤压婴儿的胸骨中部，5次即可，若呼吸仍未恢复，重复上述2个步骤。必要时采用应急药品。若呼吸道已经畅通，而婴儿没有恢复呼吸，则对婴儿进行心肺复苏。

二、该如何急救溺水的人？

溺水又称淹溺，是指人淹没于水或其他液体介质中，液体进入呼吸道和肺部而导致窒息、缺氧，继而呼吸停止和（或）心搏骤停的急症。其临床特点是发生突然，抢救困难，病死率高，但应防止此类事件发生。

1. 常见原因

溺水多发生于不会游泳或不慎落水及投水自杀者。意外事故中多见于洪涝灾害或翻船，此外，水上运动、潜水、工程意外等也是发生淹溺的原因。

2. 症状

当患者被水淹没后，溺水者起初会屏住呼吸，在这一过程中，溺水者会反复吞水，随着溺水者挣扎力度减弱，随后溺水者出现严重缺氧乃至心搏骤停。

3. 应急措施

通过有效的人工呼吸迅速纠正缺氧是淹溺现场急救的关键。初始复苏时都应该首先从开放气道和人工呼吸开始。

（1）当发生淹溺事件，第一目击者应立刻启动现场救援程序。首先应呼叫周围群众的援助，有条件应尽快通知附近的专业水上救生人员或消防人员。同时应尽快拨打"120"急救电话。在专业救援到来之前，可向遇溺者投递竹竿、衣物、绳索、漂浮物等。不推荐非专业救生人员下水进行救援；不推荐多人手拉手下水救援，不推荐跳水时将头扎进水中。

（2）在拨打急救电话时应注意言简意赅，特别要告知急救人员具体地点。

（3）除非是浅水跳水、使用水滑道、滑水运动、风筝冲浪、赛舟等高风险情况，否则无须实施脊柱防范措施。不建议救生员在水中常规固定颈椎，应立即将溺水者移离水中，特别是当淹溺者无脉搏、无呼吸时。

（4）一旦将溺水者救上岸，应在不影响心肺复苏的前提

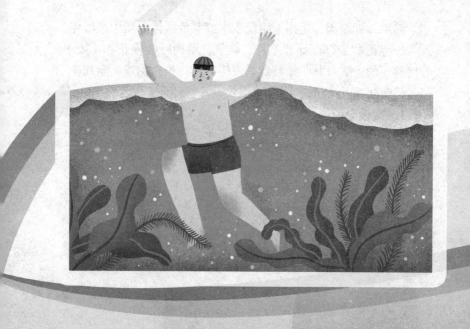

下，尽可能去除其湿衣服，擦干身体，防止患者出现体温过低（<32 ℃）。

（5）基础生命支持应强调心外按压的重要性，即开放气道、人工呼吸、胸外心脏按压、早期除颤。上岸后立即清理患者口鼻的泥沙和水草，用常规手法开放气道。不应为患者实施各种方法的控水措施，包括倒置躯体或海姆立克腹部冲击法。开放气道后应尽快进行人工呼吸和胸外心脏按压。应将患者置于平卧位，如患者存在自主有效呼吸，应将其置于稳定的侧卧位（恢复体位），口部朝下，以免发生气道窒息。

（6）在心肺复苏开始后尽快使用半自动体外除颤器（AED）。将患者胸壁擦干，连上 AED 电极片，打开 AED，按照 AED 提示进行电击。如果患者在水中，使用 AED 时应将患者拖离水源。但患者躺在雪中或冰上时仍可以常规使用 AED。

● 三、秋冬季发现煤气中毒怎么办？

人们常说的煤气中毒，一般指一氧化碳中毒。一氧化碳中毒是指含碳物质燃烧不完全的产物经呼吸道吸入引起中毒。中毒机制是由于一氧化碳与血红蛋白的亲和力比氧与血红蛋白的亲和力高 200～300 倍，所以一氧化碳极易与血红蛋白结合，形成碳氧血红蛋白，使血红蛋白丧失携氧的能力和作用，造成组织窒息。对全身的组织细胞均有毒性作用，对大脑皮质的影响最为严重。

1. 常见原因

生活中煤气中毒的方式主要为：燃煤、液化石油气、管道煤气，前者多见于冬天用煤炉取暖不当，后者常见于液化灶具泄漏或煤气管道泄漏等。燃煤取暖的用户从入冬开始使用煤炉，经过一个冬天，煤炉和烟筒可能出现破损漏气、烟道堵塞，即将停用煤火时，由于人们大意使用不当等因素使一氧化碳中毒发生概率增加，每年的冬去春来是医院治疗煤气中毒的小高峰。

2. 症状

一般将一氧化碳中毒根据严重程度分为以下 3 个等级。

（1）轻型：中毒时间短，表现为中毒的早期症状：头痛、眩晕、心悸、恶心、呕吐、四肢无力，甚至出现短暂晕厥，一般一氧化碳中毒者意识尚清楚，当吸入新鲜空气，脱离中毒环境后，症状迅速消失，一般无后遗症。

（2）中型：中毒时间稍长，在轻型症状的基础上，可出现虚脱或昏迷。皮肤和黏膜可呈煤气中毒特有的樱桃红色。如抢救及时，一氧化碳中毒者意识可迅速清醒，数天内完全恢复，一般无后遗症。

（3）重型：吸入煤气过多，或者在短时间内吸入高浓度的一氧化碳，患者呈现深度昏迷，各种反射消失，大小便失禁，四肢厥冷，血压下降，呼吸急促，可能会很快死亡。一般昏迷时间越长，预后越差，常留有痴呆、记忆力和理解力减退、肢

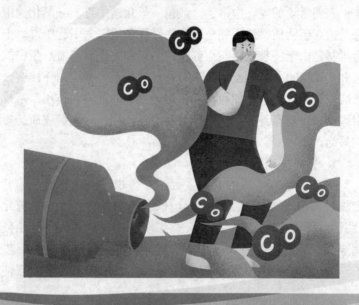

体瘫痪等后遗症。

3. 应急措施

（1）发现煤气中毒者后，应尽快使其离开中毒环境，并立即打开门窗，使空气流通，一氧化碳中毒者吸入新鲜空气，排出一氧化碳。只要中毒者仍可自主呼吸，一旦接触新鲜空气，人体就立即开始生物化学性的修复作用，同时须注意身体的保暖（千万不要往患者脸上洒冷水使其苏醒）。

（2）症状轻的患者应安静休息，避免活动后加重心、肺负担及增加氧的消耗量；对有自主呼吸的患者，应充分给予氧气吸入。

（3）对昏迷不醒者，应在通知急救中心后就地进行抢救，及时进行心肺复苏，即胸外心脏按压和人工呼吸，在进行人工呼吸前，应先去除患者口中异物，活动义齿亦要取出，并将患者头偏向一侧，以免呕吐物阻塞呼吸道，导致窒息和吸入性肺炎。

（4）争取尽早对患者进行高压氧舱治疗，以减少后遗症，即使是轻型、中型中毒，也应进行高压氧舱治疗。

第八节 高热

● 一、发热体温到 40℃，出现抽搐怎么办？

高热惊厥是指小儿在呼吸道感染或其他感染性疾病早期，当体温升高≥39℃时发生的惊厥，并排除颅内感染及其他导致惊厥的器质性或代谢性疾病。

各年龄段婴幼儿均可发生，以 6 个月至 4 岁婴幼儿多见。

1. 常见原因

病毒感染和细菌感染是引起发热主要原因，其中病毒感染更常见。其他原因如遗传因素和某些类型的疫苗接种也可引起发热。

2. 症状

高热惊厥表现为突发性全身或局部肌群的强直性或阵挛性抽搐，双眼凝视、斜视、发直或上翻，伴意识丧失。

3. 应急措施

（1）应密切观察患儿的身体状况和体温变化，家中需备体温计，指导家长正确使用体温计，以及时掌握患儿的体温变化。

（2）重点预防感染：供应充足的营养和水分，合理搭配膳食，教育孩子不偏食；生活规律，保证足够的睡眠时间；室内要清洁通风，注意保暖，避免接触传染源，防止感染；适当进行体育锻炼，增强抵抗力。

（3）正确用药：有热性惊厥史的患儿体温≥38 ℃时，无论有无抽搐，应及早降温和常规应用抗惊厥药物。患儿家长应观察用药后效果，患儿服退热药后应多饮水，1 小时后必须量体温，通常用药后 1 小时开始出汗，逐渐退热。常用退热药的作用时间为 4～6 小时，服用退热药后体温可暂时恢复正常，当药物作用消失后体温还可能升高。因此，要随时注意患儿的

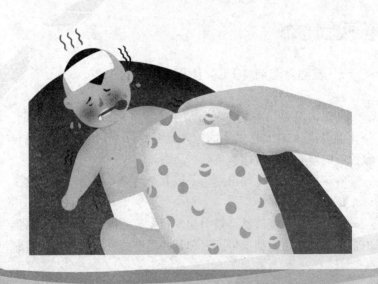

体温变化，如体温再次升高，可再次使用退热药或进行物理降温。

（4）物理降温法：高热患儿可应用药物降温，也可配合物理降温措施，达到降温目的，温水擦浴是高热患儿常用的降温措施，水温为 32～34 ℃，室温为 24～26 ℃，擦浴时注意保暖。也可酌情使用冰袋、冰帽置于头部，冰袋用毛巾包好放在浅表大血管流经处，如颈部、腋下、腹股沟。物理降温 30 分钟后复测体温，体温有所下降为有效。

（6）高热惊厥时的家庭处理：立即解开领口，去枕平卧，头偏向一侧，防止因呕吐而发生窒息，并立即送往医院抢救。

● 二、夏日中暑高热不退，热射病该怎么办？

中暑是指在高温和热辐射的长时间作用下，机体体温调节障碍，水和电解质代谢紊乱及神经系统功能损害等症状的总称。重度中暑是中暑的危重情况，如不及时救治将会危及生命。

1. 常见原因

高热高湿的环境中长时间工作或剧烈运动后，未充分进行防暑降温。肥胖、营养不良、年老体弱或患有慢性疾病，如甲状腺功能亢进和一些皮肤病的患者更容易发生中暑。

2. 症状

重度中暑分为热痉挛、热衰竭和热射病 3 种类型。

（1）热痉挛：多发生在大量出汗、口渴，饮水多而盐分补充不足，此时血中氯化钠浓度急速明显降低，肌肉会突然出现阵发性的痉挛性疼痛。

（2）热衰竭：常发生于老年人及一时未能适应高温的人。主要表现为头晕、头痛、心慌、口渴、恶心、呕吐、皮肤湿冷、血压下降、晕厥，甚至出现意识模糊。

（3）热射病：人体在高温环境中从事体力劳动时间较长，

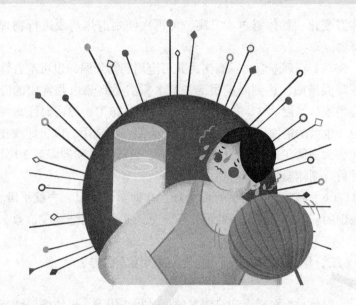

身体产热过多，而散热不足，导致体温急剧升高。早期有大量冷汗，继而无汗、呼吸浅快、脉搏细速、躁动不安、意识模糊、血压下降，严重者可出现脑水肿、心力衰竭等。

3. 应急措施

（1）物理降温：将患者移至阴凉通风的地方，脱去患者衣服，头部戴冰帽，颈部两侧、腋下、腹股沟大动脉附近放冰袋。

（2）查看患者意识、呼吸、脉搏，进行简单急救措施，意识清楚，可以喝些加淡盐水的饮料。

（3）简单急救后送至医院。

4. 中暑的预防

（1）避免长时间在炎热的天气下运动或者施工作业，要少量多次地补充水或运动饮料。

（2）戴帽子或打遮阳伞。

（3）疲劳的时候要休息好。

（4）要穿透气性好的衣物。

第九节 口眼歪斜

● 一、突发口眼歪斜、说话不利索是什么情况？

脑血管病是致死、致残最常见的疾病之一，严重危害人们的健康。当家中的老人突然出现口眼歪斜，说话不利索，走路不稳，要高度警惕是否发生脑梗死。脑梗死又称"脑缺血性卒中"，是由于脑的供应血管狭窄或闭塞导致区域性脑实质死亡的总称。占脑卒中总数的60%～70%。

本病多发于50～60岁的中、老年人，男性多于女性。

1. 常见原因

脑梗死发生的危险因素：高血压、吸烟、腰臀比过大、过量饮酒、过度的精神压力及抑郁、有基础心脏疾病和高脂血症。

2. 症状

发病机制为血栓形成或栓塞，症状的性质因病变累及的血管不同而异。脑梗死的前驱症状无特殊性，部分患者可能出现头晕，一过性肢体麻木、无力等短暂性脑缺血发作表现。老年人，出现以上症状应高度怀疑脑梗死的发生。

3. 应急措施

（1）脑梗死属于内科急症。一旦发现上述症状，应积极就医，并保持呼吸道通畅不建议自行喂水、喂药。

（2）在家中等待救护车期间，要注意观察患者的意识，出现呕吐时应将患者的头偏向一侧，避免误吸。

（3）治疗的原则：争取早期治疗，在发病的6小时内尽可能行静脉溶栓治疗；确定个体化和整体化治疗方案，依据患者自身的危险因素、病情程度等采用针对性个体化治疗，积极进行康复训练。

● 二、凉风一吹嘴就歪是啥情况?

嘴歪时不一定是由脑梗死引起的,也可能是面瘫,如年轻人运动完受凉风刺激后易发生此情况。面瘫是"面神经炎"的俗称,是以面部表情肌群运动功能障碍为主要特征的一种疾病。是面神经麻痹的明确体征。

1. 常见原因

面神经炎的病因尚未明确,目前认为,可能与嗜神经病毒感染有关,常发生于受凉或上呼吸道感染后,也可由中耳炎、乳突炎、腮腺炎或颅内感染引起。

2. 症状

患者面部表情肌肉不能自主运动,扬眉而额头没有皱纹,闭眼眼睑不能闭合,闭嘴患侧口角下垂,鼓腮口角漏气,露齿时患侧鼻唇沟消失,笑一笑时口角歪向健侧,触摸时患侧肌肉

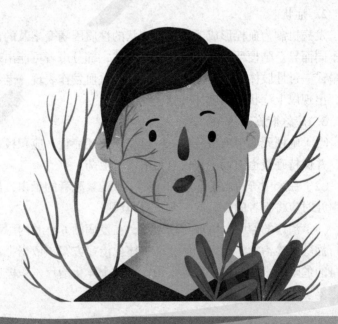

松弛。

面瘫分为中枢性面瘫和周围性面瘫：①中枢性面瘫，面上部的面部肌肉运动不受影响，仅表现下面部表情肌瘫痪。②周围性面瘫，表现为面部半侧（包括面上部及面下部）表情肌瘫痪。

3. 应急措施

（1）首先避免惊慌，及时将患者送至医院进行治疗。

（2）可戴眼罩防护患侧眼睑避免感染。

（3）如有条件，可局部热敷患侧，促进血液循环减轻神经水肿。

第十节　其他头面部急症

一、鼻出血

创伤性鼻出血是因各种外力因素引起的鼻出血，是一种常见的鼻部疾病。

1. 常见原因

（1）一般性创伤：如挖鼻过深、喷嚏或擤鼻过程中剧烈咳嗽，粉尘和化学物质的刺激等均可引起鼻出血。打扑、撞跌、各种车祸均易伤及鼻部引起出血。钝挫伤、撕裂伤、鼻骨及鼻窦骨折、鼻邻近组织损伤、脑外伤常引起严重鼻出血，也常伴有脑脊液鼻漏，甚至是致命性鼻出血。

（2）气压性损伤：多发生于飞行员或高气压作业的工作人员，如潜水员和隧道作业工人，或鼻腔和鼻窦内气压突然变化，可致窦内黏膜血管扩张或破裂出血。

2. 症状

鼻出血多数为单侧，也可为双侧，可间歇反复出血或持续出血。出血量不一，轻者涕中带血、数滴或少量血痂，严重者大量出血可引起贫血或失血性休克。部分患者血液流入咽部，可出现呕血或者黑便。合并外伤时警惕鼻骨骨折，合并高热时警惕出现颅内感染风险。

3. 应急措施

（1）首先做好患者心理护理，消除紧张恐惧心理。

（2）采取适当体位。一般取坐位或半卧位，疑有休克时取平卧位头偏向一侧。

（3）对有呼吸道堵塞者，应首先解除堵塞。

（4）止血方法：①用手指捏紧两侧鼻翼10～15分钟，可达到止血目的（对少量出血效果佳）。嘱患者头向前倾，将误入口内的血液吐出，避免仰头以免误咽。②局部冷敷。将冷水浸过的毛巾（不可过湿）敷于前额部、颈部两侧或枕部，促织局部血管收缩，从而减少出血。③出血量大，渗血面较广及出血部位不明确或经上述止血无效时，必须尽快至医院进行鼻填塞术。

（5）严密观察止血后有无再出血情况，并按时测量血压、

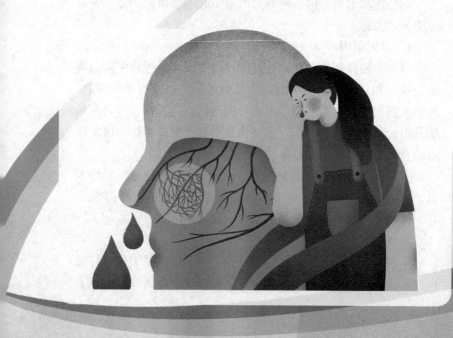

脉搏。如发现患者出现血压下降，面色苍白、口渴、胸闷等症状时，应立即让患者平卧头偏向一侧，并立即送往医院。

（6）外伤后鼻出血患者应避免受凉引起上呼吸道感染、剧烈咳嗽等，以免导致鼻腔再出血。同时要求患者养成良好的卫生习惯，不要用力擤鼻或挖鼻过重。

● 二、过敏反应

进食海鲜或水果、蚊虫叮咬、使用某些药物后易出现过敏反应，严重时甚至导致过敏性休克。过敏性休克是外界某些抗原性物质进入已致敏的机体后，通过免疫机制，在短时间内发生的一种强烈的累及多脏器症状群。过敏性休克的表现与程度因机体反应性、抗原进入量及途径等而有很大差别。过敏症状通常突然发生且剧烈，若不及时处理，常可危及生命。

1. 常见原因

常见变应原有药物、昆虫叮咬（蜜蜂或黄蜂）及食物（坚果、牛奶、贝类），其中以肠外用药多见，特别是抗菌药物（含青霉素的药品）、中药制剂及生物制品。任何药物均可致变态反应，包括抗过敏药物，如糖皮质激素。

2. 症状

本病起病、表现和过程不一，与变应原的强度、机体的健康状况和遗传因素有关。一般症状开始很快，可发生在暴露于变应原后即刻或迟发。最常见症状是胸闷气短、面色苍白、呼吸困难及四肢厥冷，其次是口唇发绀、大汗淋漓、烦躁不安、头晕、意识丧失、恶心、呕吐。大多数儿童发生过敏性休克是从皮肤症状开始，皮肤潮红并常伴出汗、红斑，瘙痒多见于手、足和腹股沟。由于变态反应涉及全身各个器官，故症状和体征繁多，根据文献资料汇总见表1-1。

先兆症状或早期症状：在输液过程突然出现任何异常表现

表 1-1　35 例过敏性休克临床症状和体征

项目	例数	项目	例数
临床症状		意识模糊	1
胸闷	17	黑蒙	1
面色苍白	16	晕厥	1
呼吸困难	15	面部麻木	1
四肢厥冷	13	舌麻	1
气促	9	**临床体征**	
口唇发绀	9	无脉搏	4
出汗	9	肺部哮鸣音	4
烦躁	9	荨麻疹	3
头晕	8	血压测不到	2
心悸	8	皮疹	2
昏迷	7	呼吸停止	1
憋气	7	肺部啰音	1
恶心	7	面色潮红	1
呕吐	6	面色灰暗	1
无力	4	眼睑水肿	1
寒战	3	流泪	1
口唇发麻	2	牙关紧闭	1
咽紧	2	二度房室传导阻滞	1
喉紧	1	心律失常	1
颈部紧缩感	1	心音弱	1
大小便失禁	1	四肢抖动	1
畏寒	1	发热	1

　资料来源：中国医院数字图书馆，根据时间任意检索，35 例报告资料汇总，其中有 2 例死亡

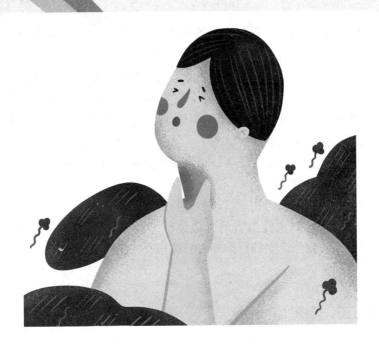

均应考虑变态反应。如咳嗽、打喷嚏、胸闷、口周或手指发麻、腹痛等。其中腹痛常是过敏性休克的早期表现，一般过敏反应的症状开始越晚，反应程度越轻。在早期过敏反应消散后4～8小时，可再次出现症状。

3. 应急措施

（1）首先应立即去除变应原。如被蜜蜂（不是黄蜂）叮蜇后，可能在皮肤上留下毒囊，要立即除去毒囊。初步检查期间在某点看到叮蜇部位，如看见一枚叮刺，应用小刀钝缘立即将其刮出，或者刮出在叮蜇处的昆虫的残留部分。不要压迫或挤压附着在皮肤上的昆虫任何部分，因为挤压会增加毒液扩散。如患者在静脉用药时出现过敏性休克，应换掉输液器和管道，不要拔针，继续置换上 0.9% 氯化钠溶液快速滴入。

（2）置患者于平卧位、给氧，保持安静。如伴有呼吸困难，可取半卧位。确保患者呼吸道通畅，如伴严重喉头水肿或痉挛者，有条件时可行环甲膜穿刺或切开。

（3）即刻应用肾上腺素是抢救过敏性休克最重要、最关键的措施。肾上腺素 0.5 mg 皮下注射或肌内注射（可在原药物注射部位肌内注射），必要时可于 10～15 分钟后重复应用。紧急时可稀释后缓慢静脉注射。

（4）伴有哮喘发作者，可选用氨茶碱 0.25 g 肌内注射或稀释后缓慢静脉注射。

（5）抗组胺药物、抗过敏药物的应用。

（6）时刻关注患者的生命体征，如在抢救过程中心搏骤停、呼吸骤停，立即行胸外心脏按压、人工呼吸，有条件可行气管插管。

三、癫痫

癫痫是指由脑部神经元过度放电引起的一种急性、反复发作、阵发性的大脑功能紊乱，表现为意识、运动、自主神经及精神障碍。癫痫发作是神经内科的常见急症，可见于任何年

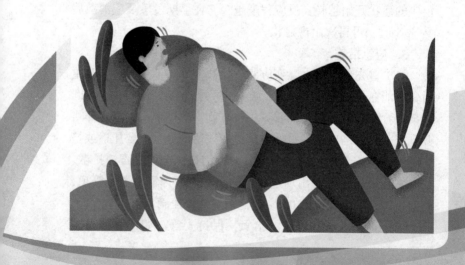

龄，但儿童和青少年的发病率最高。癫痫发作突然，特别是癫痫大发作时，必须采取紧急有效的措施进行处理，若错过时机或处理不当，常可危及生命。

1. 常见原因

临床上对该病能够明确诊断，但是癫痫的发病原因目前尚未能明确，其中颅内肿瘤是继发性癫痫的重要因素之一。脑卒中引起的癫痫多见于中、老年人，尤其是脑栓塞、脑血栓形成及多发性腔隙发作，这是老年人癫痫的最主要原因，病情越重者发病率越高。颅内感染引起的癫痫常见于儿童，对于长时间昏迷且反复抽搐的患者，注意排除乙型脑炎、单纯疱疹病毒性脑炎，应尽早做腰椎穿刺以明确诊断。颅内损伤也是导致癫痫发病的原因，多见于成年男性。

2. 症状

儿童和青少年的发病率最高，表现为意识、运动、自主神经及精神障碍。癫痫发作突然，特别是大发作时，若错过时机或处理不当，常可危及生命。癫痫发作临床表现复杂多样，一般根据其发作的程度将其临床表现分为以下4型。

（1）大发作：以突然意识丧失和全身抽搐为特征，又称为全身强直-阵发性发作，约占50%，包括原发性和继发性。发作前大多无任何先兆症状，少数患者先感到短暂不适、头痛、头晕等。典型的发作开始即意识丧失、大叫一声跌倒，接着四肢及躯干出现伸性强直或角弓反张，持续10~20秒后转成间隙的痉挛，1~2分钟后突然停止，患者由发作中的呼吸暂停、面色苍白转为发绀、瞳孔散大、对光反射消失，可伴有大小便失禁。发作后意识和呼吸逐渐恢复，但仍感乏力、全身酸痛及昏睡。

（2）小发作：以短暂意识障碍为特征，又称失神发作。多见于2~3岁的儿童。发作时意识突然丧失、静止、不语、双眼凝视、发作后无记忆。

（3）局灶性发作：无明显的意识障碍，主要表现为局部症状，如口角、眼睑、指（趾）的阵挛性抽搐等。有时患者以局部感觉障碍为主，如局部感觉麻木、针刺及触电感等。

（4）精神运动性发作：以精神症状为主要特征，表现为各种各样的精神运动性或精神感觉性失常。

3. 应急措施

（1）癫痫发作时常有口歪眼斜、伸舌咬舌、牙关紧闭、全身痉挛、抽搐等症状，应该首先保证患者呼吸道通畅，把患者喉部衣领解开，减少外界的压迫，让患者保持侧卧位，便于黏膜分泌物和异物的及时排出，严重时患者出现缺氧窒息，必要时进行人工呼吸。

（2）癫痫发作患者常出现痉挛，不自主的肢体活动增多，家属可约束患者的肢体，防止其自伤和伤及他人，但要注意不要用蛮力，以免患者发生骨折或脱臼。

（3）癫痫发作时，部分患者可能会咬伤舌头，不应强行在患者牙齿之间放置筷子或硬物，降低受伤概率。

（4）患者意识恢复后，应尽快送至医院做进一步的检查和治疗。

四、食物中毒

食物中毒是指患者所进食物被细菌或细菌毒素污染，或食物含有毒素而引起的急性中毒性疾病。

1. 常见原因

食物中毒根据病因可分为以下 4 种类型。

（1）感染型细菌性食物中毒：肠炎弧菌、沙门菌、大肠埃希菌、大肠弯曲杆菌等，通常发生在进食后几小时至 2 天。

（2）毒素性细菌性食物中毒：葡萄球菌、肉毒杆菌，通常发生在进食后几小时至 2 天。

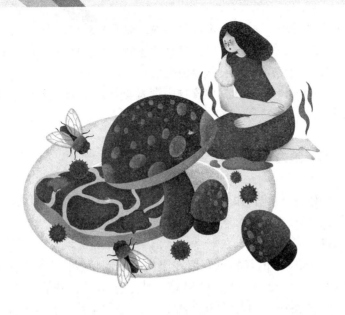

（3）植物性食物中毒：毒蘑菇，通常发生在进食后1～2小时。

（4）动物性食物中毒：河豚毒，通常发生在进食后30分钟至3小时。

2. 症状

（1）感染型细菌性食物中毒：腹痛、恶心、呕吐、腹泻、发热等。

（2）毒素型细菌性食物中毒：剧烈的腹痛、呕吐、腹泻、全身肌肉酸痛、筋疲力尽、无法说话、呼吸困难等。

（3）植物性中毒：腹痛、呕吐、腹泻、痉挛、时而兴奋时而吵闹。

（4）动物性中毒：嘴唇、舌头和手指麻木、没有知觉，恶心伴呕吐、呼吸困难及神志不清等。

3. 应急措施

（1）停止接触可疑引起中毒的食材，当出现频发呕吐、腹泻、剧烈腹痛、意识不清等时要及时到医院就诊。

（2）应适当休息，吐泻症状严重时，暂时禁食，待症状缓解后，给予易消化流食或半流食食物。

（3）如果有多人发生食物中毒表现时，要及时通知卫生防疫部门。

● 五、眼内异物

风沙天气出门眼睛进了异物，不要用力揉眼睛，眼内异物需科学的处理方法，否则会引起更严重的后果。

1. 常见原因

进入眼内的异物可存留在眼内的不同位置，常见的如小的沙子、毛发、小虫、玻璃等，其他如木刺、铁屑、锐器、强酸、热油等。不管是机械性外伤还是化学性损伤常严重危害视力。

2. 症状

眼睛进入异物的反应通常包括结膜充血，流泪，局部疼

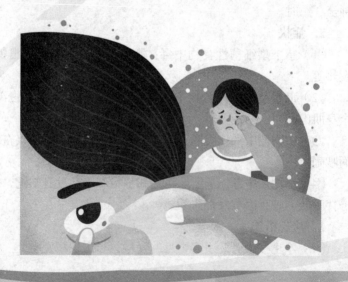

痛，不能视物，严重的情况可出现失明。

3. 应急措施

（1）液态化学品入眼处理：立即用流动清水或生理盐水冲洗，水流不宜过小或过大，不要对眼部有过大的冲击力，可以把头仰面或侧面置于下方，用手提起眼睑，轻轻冲洗；若眼部受不了水流冲洗，可以把头浸入清水里，不停地睁眼闭眼，同时转动眼球，让每个地方都被清洗到。清洗5～10分钟，处理完毕后，要迅速送医治疗。

（2）固态异物入眼处理：如果眼睛里进了细小的颗粒，切勿用手揉擦眼睛，可多眨动眼球，用人工泪液冲洗，或者用脱脂棉或浸湿的棉棒沾出异物。还可将头浸入清水中，眨动眼睛，尽量用流水冲洗30分钟。若出现视物模糊或视野有盲区，应尽快就医。

● 六、耳朵流脓

很多人对中耳炎不了解，或者认为耳朵流脓不是严重的疾病，能忍就忍，等实在忍不住了才去医院就诊，结果延误病情。

1. 常见原因

（1）急性化脓性中耳炎未获得恰当而彻底的治疗，病程迁延可达8周以上，或者急性坏死性中耳炎，病变深达骨质者。

（2）鼻、咽部存在腺样体肥大，慢性扁桃体炎，慢性化脓性鼻窦炎等疾病，致中耳炎反复发作，经久不愈。

（3）全身或局部抵抗力下降，如营养不良，慢性贫血及糖尿病等。

（4）其他：当婴幼儿免疫功能低下，急性中耳炎较易演变为慢性中耳炎。

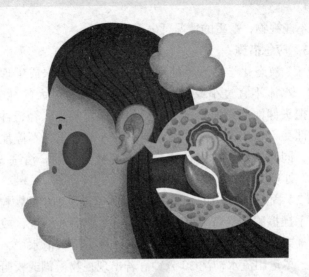

2. 症状

有的患者因为耳流脓就诊，也有因听力下降，耳痛、耳闷、耳鸣、眩晕原因就诊，当然也有部分患者为无症状者。

（1）耳溢液：可为间断性或长期持续，当上呼吸道感染或经外耳道再感染时，耳溢液发作或增多。分泌物为黏液，有肉芽或息肉者分泌物中偶可混有血液。分泌物量多少不等。

（2）听力下降：听力损失程度不等，轻者可不自觉，待听力损失严重时方觉听力下降。

（3）鼓膜穿孔：鼓膜穿孔了，脓液都从中耳流出，多位于鼓膜紧张部。

（4）耳鸣：部分患者可出现耳鸣，呈持续性或间断性。

（5）眩晕：患者感觉天旋地转，还伴有恶心、呕吐。

3. 应急措施

当耳部流脓伴疼痛，同时还出现发热时，要及时到医院耳鼻喉科就诊。避免自行用棉签或锐器掏耳朵，耳朵流脓期间饮食宜清淡易消化，洗澡时避免患侧耳部进水，避免用力擤鼻子或用力排便等。

● 七、智齿

智齿是指人类口腔内，牙槽骨上最里面的上下左右各一的4颗第三磨牙。智齿萌出不全或萌出受阻时易出现智齿冠周炎，多发于青年人群。

1. 常见原因

（1）人类进化过程中，下颌骨逐渐缩短，使得智齿萌出时缺少足够的空间，从而不能正常萌出。

（2）智齿常被牙龈覆盖，周围形成较深的盲袋，食物残渣不宜清除，易滋生细菌。

（3）当疲劳、睡眠不足、月经期间、分娩等机体抵抗力下降时易急性发作。

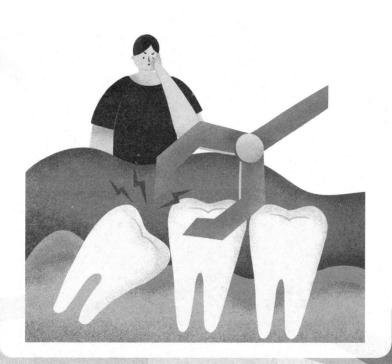

2. 症状

智齿发炎早期可有患侧磨牙区不适，轻微疼痛，随着炎症加重，咀嚼和吞咽时疼痛加剧，伴随口腔异味。部分患者还可出现发热、畏寒、头痛、食欲减退、开口受限等。

3. 应急措施

当出现患侧疼痛，咀嚼时加重，伴张口受限时要及时到口腔科就诊；发病期间坚持漱口，保持口腔清洁；饮食以半流食或流食为主，当出现患侧面部肿痛伴高热时要警惕周围软组织感染，应及时到医院就诊。

（马　帅　张　放　刘　鑫　杨　悦
　　　朱　迪　朱晓梅　梅　雪）

第二章　胸部急症

一、出现胸口濒死感该如何急救？

如今人们的保健意识增强，当胸口出现压榨性疼痛伴濒死感时，要高度警惕急性心肌梗死的风险。急性心肌梗死是指在冠状动脉病变的基础上，发生冠状动脉血供急剧减少或中断，使相应的心肌严重而持久地急性缺血所致的部分心肌急性坏死。临床表现为胸痛，急性循环功能障碍，出现心肌急性缺

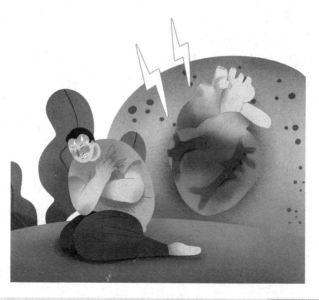

血、损伤和坏死—系列特征性心电图改变及血清心肌酶和心肌结构蛋白的变化。

1. 常见原因

急性心肌梗死是心肌供氧和需氧之间平衡失调，目前发现最常见的病因是心肌血流灌注减少，这是由于粥样硬化斑块破裂发生的非阻塞性血栓导致冠状动脉狭窄所致。其他原因包括动力性阻塞（冠状动脉痉挛或收缩）、进行性机械性阻塞、炎症和（或）感染。继发性因素即心肌氧耗增加或氧输送障碍的情况包括贫血、感染、甲状腺功能亢进、心律失常、血液高黏滞状态或低血压等。

本病在春、冬季发病较多，与气候寒冷、温差变化大有关，常在安静或睡眠时发病，以清晨6时至午间12时发病最多。约有1/2的患者能查明诱发因素，如剧烈运动、过重的体力劳动、创伤、情绪激动、精神紧张或饱餐、急性失血、出血性或感染性休克，主动脉瓣狭窄、发热、心动过速等引起的心肌耗氧增加、血供减少，以上均是急性心肌梗死的诱因。

2. 症状

50%以上患者在发病前数日有乏力、胸部不适，活动时心悸、气急、烦躁、心绞痛等前驱症状，其中以新发生心绞痛（初发型心绞痛）或原有心绞痛加重（恶化型心绞痛）为最突出。心绞痛发作较以往频繁、更剧烈、持续较久、硝酸甘油疗效差、诱发因素不明显。疼痛时伴有恶心、呕吐、大汗和心动过速，或者伴有心功能不全、严重心律失常、血压大幅度波动等。

（1）疼痛：疼痛是最先出现的症状，疼痛部位和性质与心绞痛相同，但常发生于安静或睡眠时，疼痛程度较重，范围较广，持续时间可长达数小时或数天，休息或含服硝酸甘油后多不能缓解，患者常烦躁不安、出汗、恐惧，有濒死之感。在我国，1/6～1/3患者疼痛的性质及部位不典型，如疼痛位于上腹部，常被误认为胃溃疡穿孔或急性胰腺炎等急腹症；疼痛位于下颌或颈部，常被误认为牙病或骨关节病。部分患者未出现疼痛，多为糖尿病患者或老年人，初期即表现为休克或急性心力衰竭。

（2）全身症状：主要为发热，伴有心动过速、白细胞增高和红细胞沉降率增快等，是由坏死物质吸收所引起。一般在疼痛发生后24～48小时出现，程度与梗死范围常呈正相关，体温一般在38℃左右，很少超过39℃，持续1周左右。

（3）胃肠道症状：约1/3出现疼痛症状的患者，在发病早期伴有恶心、呕吐和上腹胀痛，与迷走神经受坏死心肌刺激和心排血量降低、组织灌注不足等有关；肠胀气也不少见；重症者可发生呃逆（多见于下壁心肌梗死）。

（4）心律失常：见于75%～95%的患者，多发生于起病后1～2周，24小时内最多见。各种心律失常中以室性心律失常最多见。严重的患者发生室性心动过速或心室颤动。

（5）低血压和休克：疼痛期血压下降常见，可持续数周后再上升，但常不能恢复至以往的水平。如疼痛缓解而收缩压低于80 mmHg，患者可出现休克的症状，烦躁不安、面色苍白、皮肤湿冷、脉细而快、大汗淋漓、尿量减少（＜20 ml/h）、神志迟钝甚至晕厥。休克多在起病后数小时至1周内发生，见于20%的患者，主要是心源性，为心肌广泛（40%以上）坏死、心排血量急剧下降所致，神经反射引起的周围血管扩张为次要的因素，有些患者还有血容量不足的因素。严重的休克可在数小时内致死，一般持续数小时至数天，可反复出现。

（6）心力衰竭：主要是急性左心衰竭，可在起病最初数日内发生或在疼痛、休克好转阶段出现，为梗死后心脏舒缩力显著减弱或不协调所致，发生率为20%～48%。患者出现呼吸困难、咳嗽、发绀、烦躁等，严重者可发生肺水肿或进而发生右心衰竭的表现，出现颈静脉怒张、肝肿痛和水肿等。右心室心肌梗死者，初期即可出现右心衰竭的表现。

3. 应急措施

治疗结局主要受是否迅速诊断和治疗的影响，因此应及早发现，及早住院，并加强住院前的就地处理。在等待救护车期间，应注意以下3个方面，①避免紧张，让患者尽量平卧位，有条件时可家庭吸氧；②呕吐时将患者头偏向一侧，避免误吸呛咳，不建议喂水、喂药；③测量血压，血压未低于平时的情况下可舌下含服硝酸甘油。

入院后对心肌梗死的急性治疗主要包括，溶栓治疗和介入治疗（冠状动脉造影和支架术）；搭桥手术治疗；抗血小板治疗包括阿司匹林、氯吡格雷等；抗凝治疗包括常用的抗凝药包括普通肝素、低分子量肝素、磺达肝癸钠和比伐卢定等；抗缺血药物治疗包括硝酸酯类、镇痛剂、β受体阻滞剂、调脂治疗等。

4. 急性心肌梗死患者日常的注意事项

（1）急性心肌梗死患者应入住冠状动脉粥样硬化性心脏病监护病室，卧床休息12～24小时，给予持续心电监护。

（2）病情稳定或血运重建后症状得到控制，应鼓励早期活动。下肢做被动运动可防止静脉血栓形成。活动量的增加应循序渐进。

（3）应尽量对患者进行必要的解释和鼓励，使其能积极配合治疗而又解除焦虑和紧张，可以应用小剂量的镇静剂和抗焦虑药物（常用苯二氮䓬类），使患者得到充分休息和减轻心脏负担。

（4）保持大便通畅，便时避免用力，如便秘可给予缓泻剂。

（5）有明确低氧血症（动脉血氧饱和度<92%）或存在左心室功能衰竭时才需给予吸氧。

（6）在最初2～3天饮食应以流质为主，随着症状减轻而逐渐增加粥、面条等及其他容易消化的半流质，宜少量多餐，钠盐和液体的摄入量应根据患者的汗量、尿量、呕吐量及有无心力衰竭而做适当调节。

二、搬重物后为何突发后背撕裂样痛？

突发的胸背痛足以让人担心，尤其是有高血压病史的患者在搬重物后，后背的撕裂样剧痛要警惕致死性疾病——主动脉夹层破裂的风险。主动脉是人体最粗大的一根血液运输通道，它的管壁实际上是一种类似"三合板"的多层结构。管壁分3层，分别是：提供平滑内衬的内膜；具有相当强度、韧性及弹力的中膜；分布血管、淋巴管和神经的外膜。健康的动脉壁这3层膜之间亲密无间。

当主动脉内膜出现破损，高速、高压的血流穿过内膜冲击进入中膜，足以把一定厚度的中膜撕裂开，在中膜层内冲击出另一个可容纳血流的腔隙。这种在原有主动脉管腔外形成异常管腔结构（医学上称为假腔）的情况称为主动脉夹层。

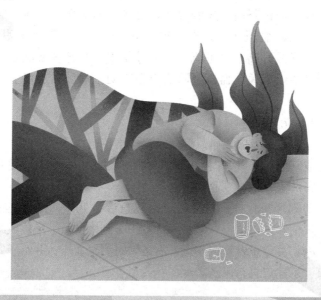

1. 常见原因

高血压、动脉粥样硬化、马方综合征、大动脉炎、主动脉缩窄、外伤、梅毒、妊娠等都能使主动脉壁发生结构或功能缺陷，引起主动脉夹层。剧烈活动、血压的波动等是引起夹层破裂的诱发因素。

2. 症状

突发剧烈的疼痛为发病时最常见的症状，发生于70%～90%的患者。疼痛的强度从开始发作就十分剧烈，难以忍受，呈撕裂或刀割样性质，并伴有烦躁不安、焦虑、恐惧和濒死感，通常为持续性疼痛，镇痛药物难以缓解。本病的疼痛还有一个重要特点，即当夹层分离沿主动脉伸展时，疼痛具有沿着夹层分离的走向逐步向其他部位转移的趋势，可在70%的病例中见到这样的转移性疼痛。这是由于随夹层波及范围不同而延至头部、腹部、下肢，波及肾动脉时可引起相应部位的疼痛，如腹痛、腰背痛、下肢痛等。

近50%的患者因剧烈疼痛可出现休克、焦虑不安、大汗淋漓、面色苍白、皮肤湿冷、心跳加速等症状。与一般休克不同的是血压常与休克表现并不平行，血压下降不明显，甚至不降或升高，这可能与肾动脉受累引起肾脏缺血或弓降主动脉受阻有关。血压下降明显多表明主动脉夹层发生向外破裂。

3. 应急措施

高血压患者应规律监测血压，严格控制血压。患有马方综合征或其他伴有血管损害疾病的育龄女性，在备孕时一定要咨询产科、血管外科专业医生。

即刻呼叫救护车前往附近医院急诊科就诊，接受基本检查、评估和支持治疗。家中等待救护车到来前可平卧位或半卧位，密切关注患者意识变化，有条件时测量血压，并给予家庭吸氧，不建议自行服药。

4. 注意事项

（1）出院后以休息为主，活动量要循序渐进，注意劳逸结合。

（2）进食低盐低脂饮食，并戒烟戒酒，多食新鲜水果蔬菜及富含粗纤维的食物，以保持大便通畅，避免用力排便。

（3）学会自我调节心态，调控不良情绪，保持心情舒畅，避免情绪激动。

（4）按医嘱坚持服药，控制血压，避免血压过度波动。

（5）定期复查，若出现胸痛、腹痛、腰痛及时急诊就诊。

● 三、胸口痛还咯血有时还晕是什么原因？

生活中不少长期卧床的老年患者突然出现一条腿肿，随之出现胸口痛，有时候还伴随咯血，甚至在走路时突然晕倒，这时就要高度警惕是否发生肺栓塞。肺栓塞是内源性或外源性栓子阻塞肺动脉引起肺循环障碍的临床综合征，包括肺血栓栓塞症、脂肪栓塞综合征、羊水栓塞、空气栓塞、肿瘤栓塞等。其中肺血栓栓塞症是最常见的类型。

说到肺栓塞就不得不说下深静脉血栓，深静脉血栓形成是引起肺血栓栓塞症的主要血栓来源，多发于下肢或骨盆深静脉，脱落后随血流循环进入肺动脉及其分支，引起肺栓塞。

1. 常见原因

肺栓塞的易患因素包括患者自身因素（多为永久性因素）与环境因素（多为暂时性因素）。6周到3个月的暂时性或可逆性危险因素（如外科手术、创伤、制动、妊娠、口服避孕药或激素替代治疗等）可诱发静脉血栓形成，但在缺少任何已知危险因素的情况下，肺栓塞也可以发生。

重大创伤、外科手术、下肢骨折、关节置换、脊髓损伤是静脉血栓的强诱发因素。肿瘤、妊娠、口服避孕药、激素替代

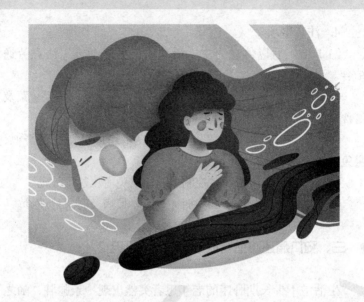

治疗、中心静脉置管等也是静脉血栓公认的易患因素。随着研究的深入，新的易患因素被不断发现，静脉血栓作为心血管疾病的一部分，与动脉疾病尤其动脉粥样硬化有着共同的危险因素，如吸烟、肥胖、高脂血症、高血压、糖尿病；3个月内发生过心肌梗死或因心力衰竭、心房颤动、心房扑动住院患者静脉血栓风险显著增高；体外受精进一步增加妊娠相关静脉血栓的风险，尤其在妊娠初期；感染是住院期间静脉血栓的常见诱发因素，输血和促红细胞生成因子也增加静脉血栓的风险。

2. 症状

肺栓塞患者缺乏特异性的临床症状和体征，给诊断带来一定困难，易被漏诊。

症状表现取决于栓子的大小、数量、栓塞的部位及患者是否存在心、肺等器官的基础疾病。多数患者因呼吸困难、胸痛、先兆晕厥、晕厥和（或）咯血而被疑诊肺栓塞。胸痛是肺栓塞常见症状，多因远端肺栓塞引起的胸膜刺激所致。中央型肺栓塞胸痛表现为典型的心绞痛性质，多因右心室缺血所致，需与急性冠脉综合征或主动脉夹层相鉴别。中央型肺栓塞引起的呼吸困难急剧而严重，而小的外周型肺栓塞引起的呼吸困难通常轻微而短暂。既往存在心力衰竭或肺部疾病病史的患者，呼吸困难加重可能是肺栓塞的唯一症状。咯血，提示肺梗死，多在肺梗死后24小时内发生，呈鲜红色，数日内发生可为暗红色。晕厥虽不常见，但无论是否存在血流动力学障碍均可发生，有时为急性肺栓塞的唯一或首发症状。肺栓塞也可以完全没有症状，只是在诊断其他疾病或者尸检时意外发现。

患者多出现呼吸频率增加（>20次/分）、心率加快（>90次/分）、血压下降及发绀。低血压和休克罕见，但却非常重要，往往提示中央型肺栓塞和（或）血流动力学储备严重降低。

3. 应急措施

（1）当长时间静坐或卧床，并出现下肢肿痛，无论伴或不伴胸痛、咯血、晕倒等情况都应该至医院做进一步检查以排除病因。

（2）患者须绝对卧床，建议联系救护车转往医院。

（3）不建议自行服用硝酸甘油或阿司匹林等药物。

（4）有条件时，可以家庭吸氧，监测血压，出现低血压时要注意观察患者病情，防止晕厥出现。

（5）不建议患者下肢按摩或继续活动。

4. 肺栓塞的预防

凡有高危因素者，应告知使其认识、了解下肢深静脉血栓发生的原因、危险因素及后果，认真告知下肢深静脉血栓的早期症状，如有不适应及时就诊。有危险因素患者通过主动运动、被动运动和机械压迫等方法改变肢体血流淤滞状态。

（1）主动或被动运动：大手术后的患者应抬高双下肢20°～30°，以利于静脉血液回流，在无禁忌证的情况下应早期下床活动。有高危因素的及麻醉未醒前进行下肢被动活动，如足踝部内外翻、屈伸、环转运动，其中以主动环转运动对股静脉血流的促进作用最强，预防作用最理想。按摩双下肢腓肠肌和比目鱼肌，以减少静脉的淤滞和促进静脉的回流，清醒后鼓励患者进行床上运动，多做深呼吸，增加膈肌运动，促进血流回流。对于清醒的长期卧床者，若踝关节能主动或被动活动，最能促使静脉回流。

（2）弹力袜：下肢穿弹力袜可限制静脉过度扩张对预防下肢深静脉血栓有效。长筒弹力袜（至大腿根部）较短筒（膝下）效果佳。但对于充血性心力衰竭，肺水肿或腿部严重水肿；腿部有皮炎、坏疽等小腿皮肤异常的患者不建议使用。

（3）乘坐飞机经济舱或火车（硬座或软座）、汽车的旅客，应采取以下措施预防：不要长时间睡觉，在座位上活动双下肢；多饮水；旅行超过3～4小时以上，需预防性服用抗血小板药，如拜阿司匹林，建议患者旅途中使用弹力袜。

（4）为预防驾车时发生下肢深静脉血栓可采用以下措施：开车时应经常活动左下肢；多饮水；超过3～4小时以上者，每隔1小时应下车活动双下肢5～10分钟；并需预防性服用抗血小板药，如拜阿司匹林，建议开车时使用弹力袜。

四、突发心慌躺不平是怎么回事？

多种因素都可引起心慌，有时合并胸痛，憋气进行性加重，无法平卧，而医院检查排除心肌梗死后，进一步检查、分析要从心脏结构开始。心脏是维持人体血液循环的动力器官，它保障供给全身各个脏器和组织的血液供应。心包为一包裹心脏及出入心脏大血管根部的囊样结构。顾名思义就是包在心脏外面的起固定和保护心脏作用。心包腔是指壁层心包与心脏表面的脏层心包之间的空隙。正常心包腔内有少量淡黄色液体润

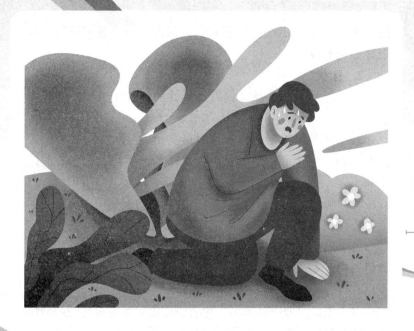

滑心脏表面。

急性心脏压塞是由于心包内液体短时间内急剧增多，心包囊不能迅速舒张扩大，导致心包腔内压力增高，阻碍心脏舒张充盈，从而导致进行性呼吸困难、胸闷、胸痛、血压下降、心率减慢、全身出冷汗、周围循环衰竭等一系列严重的临床症状。一旦发生心脏压塞，病情进展凶险，尽早发现与识别心脏压塞、争取抢救时间是抢救心脏压塞成功的关键。

1. 常见原因

引起心包炎最常见的病因为病毒感染，其他病因包括细菌、自身免疫疾病、肿瘤侵犯心包、尿毒症、急性心肌梗死后心包炎、主动脉夹层、胸壁外伤及心脏手术后，以及特发性急性心包炎。心包积液约 1/4 患者可复发，少数甚至反复发作。各种病因引起的心包炎均可能伴有心包积液，最常见的 3 个原因是肿瘤、特发性心包炎和肾衰竭，严重的体循环淤血也可产生漏出性心包积液，穿刺伤、心室破裂等可造成血性心包积液。

2. 症状

（1）轻者可无症状，偶有持续性的胸部压迫性钝痛或压迫感。

（2）呼吸困难是心包积液时最突出的症状，当积液超过300 ml 时，可因邻近组织机械性受压而产生症状，如心前区闷痛不适，劳力性呼吸困难，吞咽困难，咳嗽，呼吸困难，声音嘶哑，呃逆，恶心及腹胀感。不伴有心包腔压力明显升高的大量心包积液者，可不出现动脉搏动及血压的异常。

（3）发生急性心脏压塞时，患者可出现呼吸困难、发绀、面色苍白、血压下降、静脉压升高，患者表现为烦躁不安，甚至出现昏迷和休克。

（4）亚急性心脏压塞时，患者的呼吸困难为进行性的，也可出现心前区不适和心前区闷痛并伴有乏力。

3. 应急措施

一旦发生心脏压塞，病情进展凶险，而尽早发现与识别心脏压塞是决定患者预后的关键。

（1）有条件的话在家测量心率、血压，在救护车到来前注意观察患者的意识和呼吸情况。

（2）患者应半卧位或端坐卧位，有条件时可吸氧。

（3）避免喂水或喂药，特别是降压药、速效救心丸、阿司匹林等药物。

（4）当患者出现意识不清，呼之不应的情况，要立即予以心肺复苏。

● **五、车祸后憋气越发加重是什么情况？**

在一些地质灾害或车祸的施救现场，有时会碰到胸部外伤后出现憋气越来越加重的情况，要警惕致死性疾病张力性气胸的可能。胸壁、肺、支气管或食管上的创口呈单向活瓣，与胸膜腔相交通，吸气时活瓣开放，空气进入胸膜腔，呼气时活瓣关闭，空气不能从胸膜腔排出，因此随着呼吸，伤侧胸膜腔内压力不断增高，形成张力性气胸，又称压力性气胸或活瓣性气胸。

1. 常见原因

气胸可以分为自发性、外伤性、医源性，张力性气胸既可以是原发也可以是继发的。肺大疱破裂引起原发性气胸，多见于身材高瘦的青年患者，原发性自发气胸有家族性倾向。张力性气胸也可以继发于不同的肺部疾病，如慢性阻塞性肺疾病、结核、硅肺、肺纤维化等，以及应用呼吸机辅助呼吸的患者。

2. 症状

患者常表现为极度呼吸困难，端坐位呼吸，缺氧严重者出现发绀、烦躁不安、昏迷甚至窒息。这是因为伤侧肺组织高度受压缩，并将纵隔推向健侧，使健侧肺亦受压缩，从而使通气面积减少和产生肺内分流，引起严重呼吸功能不全和低氧血症。

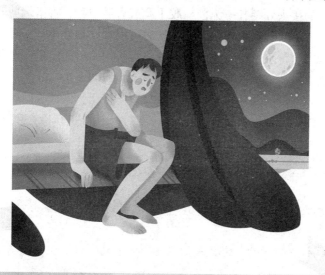

同时，纵隔移位使心脏大血管扭曲，再加上胸腔压力增高及常伴纵隔气肿压迫心脏及大静脉和肺血管（心包外心脏压塞），造成回心静脉血流受阻，心排血量减少，引起严重的循环功能障碍甚至休克。伤侧胸部叩诊为高度鼓音，听诊呼吸音消失。若用注射器在第 2 或第 3 肋间穿刺，针栓可被空气顶出，以上均具有确诊价值。另外，检查时可发现脉搏细弱，血压下降，气管显著向健侧偏移，伤侧胸壁饱满，肋间隙变平，呼吸动度明显减弱。并可发现胸部、颈部和上腹部有皮下气肿，扪之有捻发音，严重时皮下气肿可扩展至面部、腹部、阴囊及四肢。X 线胸片显示胸腔大量积气，肺萎缩成小团，纵隔明显向健侧移位，以及纵隔内、胸大肌内和皮下有气肿表现，但千万不可依赖和等待 X 线检查而耽误诊治时间，引起不良后果。

3. 应急措施

张力性气胸是灾难或车祸现场需要紧急处理的急症，在电话求助 "120" 后，可在专业人员指导下完成以下紧急减压排气操作。危急状况下可用粗针头在患侧锁骨中线第 2 或第 3 肋间刺入胸膜腔，高压气体喷出即能达到排气减压效果。可以在插入针的接头处缚扎一无菌橡胶手套或者避孕套，将指端剪开一小口，可起到活瓣作用，即吸气时可以从穿刺处排气，呼气时指套闭合，阻止空气进入。或者将针头用钳子固定后，在其尾端接上乳胶管，将乳胶管末端置入留有 100～200 ml 盐水的输液瓶内底部，并用胶布固定于瓶口以防滑出，做成临时胸腔闭式引流。患者经急救处理后，一般需送入医院进行检查和治疗。

第二节　胸闷憋气

- **一、每次胸口痛一阵儿，需要吃速效救心丸缓解，严重吗?**

不少 "三高" 患者有胸口疼痛，活动后更明显，每次持续时间短，自己吃点速效救心丸或硝酸甘油就能减轻。到社区医院做心电图检查，结果提示心肌缺血，可能是不稳定型心绞痛，常被建议转至大医院就诊。

1. 常见原因

不稳定型心绞痛是冠状动脉粥样硬化性心脏病的一种，而冠状动脉粥样硬化性心脏病的危险因素主要包括：高血压病；高脂血症；糖尿病；慢性肾病；冠脉粥样硬化性心脏病家族史或卒于心血管疾病的家族史；生活方式（吸烟、高盐／高脂／高糖饮食、缺乏运动）；肥胖症。

2. 症状

不稳定型心绞痛有多种不同的临床表现，主要具有以下特点。

（1）部位：疼痛是难以定位的弥散性不适，患者往往会表示为整个胸部疼痛。

（2）性质：不适且难以描述，患者常表述为压榨感、发

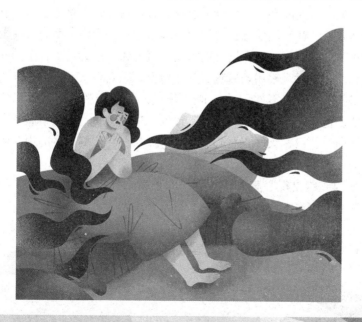

紧、压迫、缩窄、压碎、压抑、烧灼、胃灼热、胸闷、束缚感、胸部正中紧缩感、喉咙哽噎、疼痛、重物压胸、文胸过紧的感觉及牙痛，一般不会描述成锐痛、刀割痛、刺痛。

（3）持续时间：典型的不稳定型心绞痛持续可超过20分钟。

（4）放射痛：疼痛常放射到上腹部、双肩、手臂、腕、指、咽、喉、颈、下颌及牙齿、背部。

（5）伴随症状：呼吸急促、嗳气、恶心、消化不良、呕吐、出汗、头晕目眩和乏力等。

（6）症状诱发与缓解因素：疼痛一般在活动后出现，症状不随呼吸或体位而改变，硝酸甘油不一定能改善疼痛，即使症状改善，也只是暂时性的。

3. 应急措施

当患者发作不稳定型心绞痛时，应紧急送往医院完善检查，评估病情并治疗。在未到达医院之前，患者家属可实施以下处理，这能在一定程度上改善患者症状，并注意从以下几方面收集一些有用信息，以便提供给医生：①不稳定型心绞痛发作时应立即停止正在进行的活动，就地休息；②舌下含服硝酸甘油，注意观察用药后胸痛变化情况；③安慰患者，消除其紧张不安情绪，这能减少心脏工作量；④密切观察患者疼痛症状，记录疼痛的部位、性质、程度、持续时间；⑤观察患者有无面色苍白、大汗、恶心、呕吐等症状；⑥监测患者的生命体征，包括血压变化、每分钟心率、每分钟呼吸频率；⑦如果患者突然出现心脏停搏，应立即予以胸外心脏按压及人工呼吸；⑧如果家中备有制氧机，可给予患者吸氧。

• 二、腿肿、尿少、不能平卧，一动就喘是什么情况？

心力衰竭是一种心脏泵血衰竭的疾病。可导致心脏不能充分地将血液输送至全身各处，导致各个器官也无法获得它们所需的血液，出现呼吸困难、乏力、外周性水肿症状，同时这些症状迅速加重，有时还伴有胸部不适。同时活动耐量明显下降，活动后易喘憋，严重时无法下床。

1. 常见原因

急性心力衰竭的诱发因素通常由以下3个方面因素所致，心力衰竭患者在生活中应加以注意。

（1）心力衰竭患者对医生医嘱的依从性较差：过度进食进水、不按时服药。

（2）心脏疾病：心肌梗死和心肌缺血、心脏瓣膜病（如急性或进行性二尖瓣关闭不全）、心房颤动和其他心律失常、基础心力衰竭逐渐进展。

（3）非心脏因素：输注液体过多（如由静脉输液所致）、严重的高血压病、肾衰竭；各种各样的因素，如贫血、甲状腺功能亢进或减退、发热、感染和未控制的糖尿病、肺栓塞。

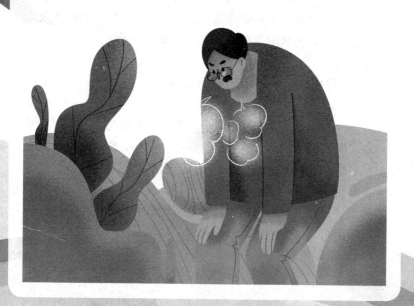

2. 症状

（1）呼吸困难：表现为呼吸过速和深大呼吸，有的患者还会出现夜间阵发性呼吸困难、夜间不能平卧情况，这是最具敏感性和特异性的急性心力衰竭相关症状。

（2）心动过速和血压升高：如果患者出现低血压，提示严重的心室功能障碍即将要发生心源性休克。

（3）双下肢水肿：尤其是慢性心力衰竭患者，出现四肢冰凉或有花斑，提示患者心排血量较低和全身灌注不足。

3. 应急措施

当心力衰竭急性发作时，患者病情较为危重，需要紧急送往医院治疗。在到达医院之前，患者家属可实施以下处理，这能在一定程度上改善患者症状，并注意从以下 7 个方面收集和提供一些有用信息，以便提供给医生：①保持患者坐位、双腿下垂；②限制患者饮水；安抚患者紧张情绪；③监测患者的意识；④监测患者的生命体征变化，包括脉搏、血压、每分钟的呼吸频率；⑤监测患者尿量变化，使用矿泉水瓶收集计量；⑥如果患者突然出现心脏停搏，应立即予以胸外心脏按压及人工呼吸；⑦如果家中备有制氧机，可给患者吸氧。

● 三、总是喘，说不出话该怎么办？

每年春季易发生花粉过敏，严重时发生喘憋，严重时口唇发绀，甚至无法说话，这可能是过敏性哮喘发作。哮喘是具有 3 个主要特征的疾病。①气道炎症：慢性非特异性炎症，有多种炎症因子和炎症细胞参与；②气道高反应性：气道对多种因素敏感性较高；③呼吸困难症状：气道病变导致气流阻塞，出现呼吸困难、胸闷、咳嗽、呼吸时的喘鸣音。

1. 常见原因

以下为常见的哮喘急性发作诱发因素，哮喘患者应加以避免。吸烟或二手烟；精神压力；感冒、鼻窦/耳部/肺部感染；漂白剂刺激；空气污染；某些药物，如阿司匹林、非甾体抗炎药、β受体阻滞剂、血管紧张素转化酶抑制剂类药物；非常寒冷且干燥的空气；运动；尘螨；真菌；犬和猫；来自树、牧草和杂草的花粉；蟑螂；老鼠。

2. 症状

哮喘急性发作的临床表现包括，①临床三联征：哮鸣、咳嗽、呼吸困难；②其他症状：胸部紧缩感、咳痰，典型者以上表现为慢性、阵发性加重；呼吸时可闻及哮鸣音，呼气时间延长。

3. 应急措施

当哮喘急性发作时，如果患者出现皮肤颜色发绀、意识状态改变、心搏变缓、血压降低，提示患者病情较为危重，需要紧急送往医院治疗。在医生到来之前，患者家属可实施以下处理：脱离可能导致患者哮喘急性发作的原因；立即吸入激素和β受体激动剂；保持患者半卧位，保持呼吸道通畅，空气流通；如果患者出汗较多，可酌情小口啜饮液体；安抚患者情绪，监测患者意识状态、血压；如果家中有制氧机，可予以吸氧。

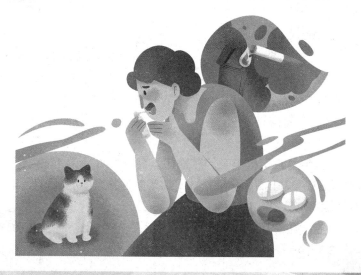

第三节 咯血

● 一、大口咯血是怎么回事？

气候变化时，有咳嗽、咳喘病史的患者突然大口的咳出血性痰，这时候要警惕是否为支气管扩张引起的咯血。支气管扩张是一种常见的慢性病，指各种病因引起支气管破坏、导致支气管异常扩张的疾病。

1. 常见原因

支扩病因可分为先天性与继发性 2 种，其中继发性支扩较为常见。但有 50% 的支扩患者的病因无法找到。

（1）继发性病因：肺脏感染、麻疹、百日咳、支气管肺炎等是支扩最常见的原因；肺结核导致肺部纤维组织增生、收缩牵引周围组织，支气管结核可引起管腔狭窄、阻塞导致支扩。

（2）先天性病因：支气管先天发育缺陷，如先天性巨大气管支气管症、先天性纤毛发育动力不良性疾病、肺囊性纤维化等。

2. 症状

（1）稳定期长期咳嗽、咳黏液脓性痰，持续数月至数年；频繁出现支气管炎或其他肺部疾病；有时会出现咯血；较早的文献描述了"干性支扩"，表现为发作性咯血而无排痰，但这种表现较少见。

注意：

1）典型的支扩患者的脓性痰，静置后可分为 4 层：①上层为泡沫；②中层为黏液；③下层为脓性物；④底层为坏死组织沉淀物。

2）咯血量与支扩病情严重程度不一定平行。

3）不能轻视少量咯血的支扩患者。

（2）急性期脓性痰明显增多，每日可达数百毫升，如果患者有厌氧菌感染，痰有臭味；57%～75% 的支扩患者有反复咯血表现，咯血量不等，少量表现为痰中带血，大咯血患者可咯血 600 ml。

3. 应急措施

当支扩患者出现大咯血时，需要紧急拨打 120 送往医院治疗，患者随时存在窒息、猝死可能。在医生到来之前，患者家属可实施以下处理：保持患者气道通畅；患者取卧位，患病侧肺在下；给予患者适当镇咳；禁止对患者拍背；患者取头低足高的卧位姿势，以清除气道积血。

转至医院后，医生将予以垂体后叶激素、酚妥拉明等治疗；支气管镜、血管造影等检查。

● 二、肺里长脓包老咯血该怎么办？

血糖控制不佳的糖尿病患者在感冒淋雨后发生高热，到医院检查肺上长了脓包，这时候应警惕是否出现肺脓肿。肺脓肿是一种微生物感染引起的肺脏组织坏死性疾病。根据医疗就诊前症状持续时间，分为急性或慢性肺脓肿，病程 1 个月或以上被认为是慢性肺脓肿；肺脓肿还分为原发性或继发性，原发性包括有误吸或既往体健的患者；而继发性包括有支气管肿瘤、全身性疾病破坏免疫抵抗力的患者。

1. 常见原因

大多数肺脓肿的病原体来源于咽部的自然菌群，常为混合细菌感染，厌氧菌占重要地位。

任何能引起误吸或支气管纤毛功能障碍的因素都是引起肺脓肿的易感因素，如酗酒、抽搐、神志改变、全身麻醉手术、脑血管意外、药瘾、吞咽功能障碍、鼻胃管或气管插管等后引起的贲门功能障碍。

多种牙周疾病、牙龈炎、鼻窦炎、支气管扩张、肿瘤性阻塞性肺炎等促进厌氧菌的感染，也是引起肺脓肿的重要诱因。

糖尿病、恶性肿瘤及其他能影响机体基础免疫功能的疾病、治疗措施等都是导致肺脓肿的易感因素。

2. 症状

肺脓肿患者临床表现较多，因肺脓肿的类型、病原体及患者的一般情况不同而不同。

（1）由误吸引起的肺脓肿，常起病隐匿，一般1～2周后才会形成脓肿灶，临床表现为低热、咳嗽、食欲缺乏、体重下降，形成脓腔后表现为大量脓臭痰（每日300～500 ml），多有咯血。脓痰静置后分3层，上层为泡沫，中层为黏液，底部为坏死物。

（2）支气管肿瘤引起的肺脓肿，起病也较为隐匿，临床表现可为有几周甚至数月的低热、咳嗽、咳痰，常伴有乏力、体重下降和贫血。

（3）有口、鼻、咽部的化脓性感染或口咽部手术史患者，在受寒、过劳、昏迷、麻醉等因素下可继发肺脓肿，一般起病急骤，临床表现为高热、畏寒、寒战，可伴胸痛、呼吸困难、咯血。

（4）真菌、诺卡菌属、放线菌和分枝杆菌引起的肺脓肿，多见于糖尿病、激素治疗等基础免疫力较低的人群。一般病情进展较慢，病程长。

（5）血源性肺脓肿：患者常有皮肤创伤、感染、疖等病史。早期多表现为畏寒、高热等全身脓毒血症症状，数日至1～2周后才出现呼吸道症状，如咳嗽、咳痰等。但咳嗽一般较轻，痰量较少，脓臭痰少，极少咯血。

3. 应急措施

肺脓肿患者出现大咯血的救治流程与其他大咯血一样，需要紧急拨打"120"送往医院治疗，患者随时有窒息、猝死可能。在医生到来之前，患者家属可实施以下处理：保持患者气道通畅；患者取卧位，患病侧肺在下；给予患者适当镇咳；禁止对患者拍背；患者取头低足高的卧位姿势，以清除气道积血。

● 三、"林黛玉"得的痨病是什么？

看过《红楼梦》的读者都会对林黛玉的咳嗽、咳痰还咳血印象深刻，普遍认为林黛玉得的便是肺结核。肺结核引起的大咯血是由于结核病变侵犯肺血管造成血管破裂而引起的。

结核是由结核分枝杆菌引起的慢性传染病，可侵及许多脏器，以肺部结核感染最为常见。排菌者为其重要的传染源。人体感染结核菌后不一定发病，当抵抗力降低或细胞介导的变态反应增高时，才可能引起临床发病。若能及时诊断，并给予合理治疗，大多可获得临床痊愈。

1. 常见原因

呼吸道传播是主要的传播途径。肺结核患者咳嗽、咳痰、喷嚏排出的结核菌悬浮在飞沫或尘埃中，被人吸入后引起感染。

消化道传染：多因饮用未消毒或消毒不严格的污染牛型结核分枝杆菌的牛奶或污染人型杆菌的其他食物而得病，多产生在咽部或肠道原发病灶。

偶可通过破损的皮肤、黏膜、生殖器官等接触传染。还有先天性结核病传染途径为胎盘或吸入羊水感染，多于出生后不久发生粟粒性结核病或生殖器结核。

人受染后，是否发病，与受染菌的数量、毒力、机体的非特异性及特异性抵抗力高低有关。营养状态差、精神紧张、体力消耗、长期应用皮质激素治疗、肿瘤化疗、免疫抑制疗法、糖尿病等因素，降低机体抵抗力，易于受染发病或使结核扩散和病情加重。

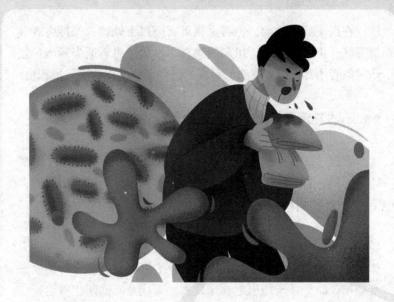

2. 症状

（1）全身中毒症状：肺结核患者常有一些结核中毒症状，其中发热最常见，一般为午后 37.4～38 ℃的低热，可持续数周，热型不规则，部分患者伴有脸颊、手心、足心潮热感。急性血行播散性肺结核、干酪性肺炎、空洞形成或伴有肺部感染时等可表现为高热。夜间盗汗亦是结核患者常见中毒症状，表现为熟睡时出汗，几乎湿透衣服，觉醒后汗止，常发生于体虚患者。其他全身症状还有疲乏无力、食欲缺乏、消瘦、失眠、女性可能出现月经失调甚至早期闭经等。

（2）咳嗽：肺结核患者的初次就诊时最常见的主诉，咳嗽 3 周或以上，伴痰血，要高度怀疑肺结核可能。肺结核患者以干咳为主，如伴有支气管结核，常有较剧烈的刺激性干咳；如伴纵隔、肺门淋巴结结核压迫气管支气管，可出现痉挛性咳嗽。

（3）咳痰：肺结核患者咳痰较少，一般多为白色黏痰，合并感染、支气管扩张常咳黄脓痰；干酪样液化坏死时也有黄色脓痰，甚至可见坏死物排出。

（4）咯血：当结核坏死灶累及肺毛细血管壁时，可出现痰中带血，如累及大血管，可出现量不等的咯血。若空洞内形成的动脉瘤或者支气管动脉破裂时可出现致死性的大咯血。肺组织愈合、纤维化时形成的结核性支气管扩张可在肺结核痊愈后反复、慢性地咯血或痰血。

（5）胸痛：胸痛并不是肺结核的特异性表现，靠近胸膜的病灶与胸膜粘连常可引起钝痛或刺痛，与呼吸关系不明显。肺结核并发结核性胸膜炎会引起较剧烈的胸痛，与呼吸相关。胸痛不一定是结核活动或进展的标志。

（6）呼吸困难：一般初发肺结核患者很少出现呼吸困难，只伴有大量胸腔积液、气胸时会有较明显的呼吸困难。支气管结核引起气管或较大支气管狭窄、纵隔、肺门、气管旁淋巴结核压迫气管支气管也可引起呼吸困难。晚期肺结核，两肺病灶广泛引起呼吸功能衰竭或伴右心功能不全时常出现较严重的呼吸困难。

（7）结核性变态反应：可引起全身性过敏反应，临床表现类似于风湿热，主要有皮肤的结节性红斑、多发性关节痛、类白塞病和滤泡性结膜角膜炎等，以青年女性多见。非甾体抗炎药无效，经抗结核治疗后好转。

肺结核并无非常特异性的临床表现，有些患者甚至没有任何症状，仅在体检时发现。如伴有免疫抑制状态，临床表现很不典型，起病和临床经过隐匿；或者急性起病，症状危重，且被原发疾病所掩盖，易误诊。

3. 应急措施

及时就诊，早期规律药物治疗。鼓励患者轻微咳嗽，将肺内积存的痰液、积血咳出。若有制氧设备，可给予吸氧。

当发作大咯血时应进行体位引流：使患者取头低足高侧卧

位，用手轻拍患者的背部，鼓励咳嗽，以利于积血的排出。摆放体位时可充分利用救护场地内的床、桌子、平台等，使患者卧于其上，上半身垂于其下。

确诊后患者及其家人多容易精神紧张、恐惧不安，容易加重病情，进行合理宣教，减轻紧张恐惧心理。患者要积极锻炼身体，增强免疫力，家中开窗通风。

第四节　呕血

● 一、酒后吐饭、吐鲜血是怎么回事？

聚餐喝酒后呕吐，如剧烈呕吐后出现大量鲜血，这时候警惕是否由于发生食管贲门黏膜撕裂引起出血。食管贲门黏膜撕裂综合征：食管下端和胃连接处的黏膜纵行裂伤，并发上消化道出血，一般出血具有自限性，如累及小动脉也可引起严重出血。

1. 常见原因

呕吐导致胃内压骤然升高，是发生本病的主要因素。酗酒、妊娠反应剧烈、尿毒症、肠梗阻、食管炎、麻醉期间的严重呃逆都是引起剧烈呕吐的常见诱因。

2. 症状

（1）恶心、呕吐：几乎所有的食管贲门黏膜撕裂综合征的患者发病时都出现呕吐或恶心。

（2）呕血、黑便：呕吐后可出现呕血、黑便，患者自呕吐至发生呕血的间隔时间长短不一。有的患者在呕吐后随即便出现呕血，而有的患者却在发生剧烈呕吐症状的几天后才出现呕血或黑便。

（3）上腹部疼痛：部分患者呕吐后可出现上腹部疼痛，但大多数病例则无腹痛症状。个别可出现食管贲门黏膜完全撕裂的病例，上腹部疼痛呈持续性，为突出的临床症状，因

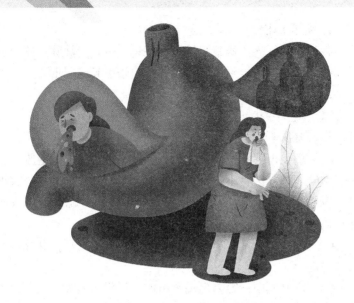

其腹痛剧烈，上消化道的出血症状容易被忽略，是造成误诊的原因之一。

3. 应急措施

（1）小量出血者，不伴随其他慢性病，多可自限止血，或者经抑酸、止吐、止血等对症治疗后可停止。

（2）少数大量出血而不止者，需禁食，行胃镜检查明确诊断，必要时手术治疗。

● **二、吃了几口较硬的食物怎么就呕血了？**

肝硬化的患者在吃了一些锅巴、煎饼等较硬的食物后突发呕吐鲜血，这时要警惕是否发生食管静脉曲张破裂出血。肝硬化等各种病因引起门静脉高压症，导致食管胃底静脉曲张。食管胃底静脉曲张破裂是上消化道出血的常见病因，也是肝硬化严重并发症和死亡的主要原因。

1. 常见原因

各种慢性肝病久病最终导致肝硬化，引起门静脉高压，长时间的门静脉高压导致食管胃底静脉曲张引起破裂出血。

2. 症状

（1）全身症状：一般情况和营养状况较差，消瘦乏力，精神不振，卧床不起；皮肤干枯，面色黝黯无光（肝病面容）。

（2）消化道症状：食欲缺乏、厌食、进食后上腹饱胀、恶心、呕吐、油腻肉食不耐受；易腹泻，多与肠壁水肿、吸收不良、肠道菌群失调有关；若有腹水终日腹胀；上腹隐痛或胀痛；后期出现程度不等的黄疸。

（3）内分泌紊乱：男性性功能减退、乳房发育，女性月经失调等。

（4）出血倾向：容易出现鼻出血、牙龈出血等，且不易止血。女性容易出现月经量增加等。严重者可出现食管胃底静脉曲张破裂出血，出血量大，且常规止血方法的效果差，死亡风险极高。

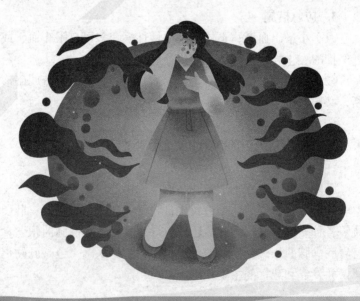

3. 应急措施

（1）针对早期肝硬化患者，原发肝病应予以积极对因治疗。

（2）对于食管胃底静脉曲张破裂出血者，家属应尽快送患者至急诊就诊。

（3）患者应禁食水、卧床，减少活动。

等待救护车到来的时候要注意观察患者的意识，如有血块呕出，让头偏向一侧，避免血块误吸引起窒息。出现意识不清，呼吸心搏骤停时立即予以心肺复苏。

● 三、老胃病为什么出现呕血？

不少老胃病患者在一顿大酒后常出现腹痛难受，有时还合并大便发黑，这时很可能是发生了消化道出血。呕血是指呕吐物含有鲜血或血性物，一般上消化道，如食管和胃出血时容易引起呕血，患者先出现恶心，继之发生反射性呕吐。此时需要与咯血相区别。咯血是指喉以下呼吸道出血经口腔咯出，多因肺部或支气管出血。咯血前喉部常有痒感，血中常混有痰液。两者病因有很大区别，因此一定要区分清是否为呕血。

消化道溃疡是指胃肠道黏膜被胃酸和胃蛋白酶消化而发生的溃疡，多数好发于十二指肠和胃，故又称胃、十二指肠溃疡。

1. 常见原因

胃酸分泌过多、幽门螺杆菌感染及胃黏膜保护作用减弱等因素是引起消化性溃疡的主要环节。胃排空延缓和胆汁反流、胃肠肽的作用、遗传因素、药物因素、环境因素和精神因素等，都与消化性溃疡的发生有关。

2. 症状

（1）腹痛：多表现为隐痛、钝痛、灼烧痛、饥饿痛。具有一定的节律性，多与饮食相关。十二指肠溃疡多表现为空腹痛，部分可表现为夜间痛；胃溃疡多为饱餐后疼痛。

（2）胃肠道症状：此类患者通常伴有恶心，呕吐、呃逆、反酸等胃肠道症状。

（3）呕血：当患者伴发出血时，可表现为呕血。呕吐物的颜色主要取决于是否经过胃酸的作用。出血量小，在胃内停留时间较长，呕吐物多棕褐色呈咖啡渣样；出血量大、出血速度快、在胃内停留时间短，呕吐物呈鲜红或有血凝块。

（4）黑便：部分慢性出血患者可伴大便发黑，根据血液在肠道停留时间不同而有所变化，通常呈黑色或柏油样。

（5）根据出血量不同可出现乏力、口渴、头晕、心悸甚至晕厥等。

（6）部分溃疡有穿孔的可能，主要表现为腹痛性质转为持续性剧痛，并向背部放射。

3. 应急措施

（1）大出血时，患者需禁食水，减少活动，尽快至急诊就诊。

（2）暂停一切活血或加重出血的药物，如抗血小板和抗

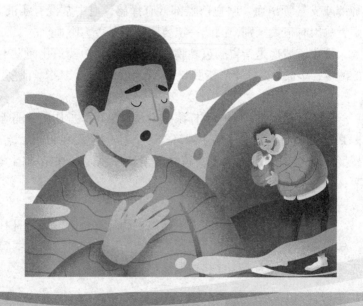

凝药物。

（3）急性出血引起心慌口干及血压下降时让患者平卧，尽快拨打急救电话。

（4）日常生活中应注意适当休息，饮食规律，戒除不良生活习惯，减少烟、酒、辛辣、浓茶、咖啡及某些药物的刺激。

第五节 咳嗽

● 一、"老慢支"为什么一变天就咳痰喘？

"老慢支"即慢性阻塞性肺疾病（以下简称慢阻肺）是一种以持续气流受限为特征的可以预防和治疗的疾病，俗称"老慢支"，其气流受限多呈进行性发展，与气道和肺组织对烟草、烟雾等有害气体或有害颗粒的慢性炎症反应增强有关。

1. 常见原因

个体易感因素和环境因素是引起慢阻肺的危险因素。

（1）个体易感因素：某些遗传因素可增加慢阻肺发病的风险，即慢阻肺有遗传易感性。哮喘和气道高反应性是慢阻肺的危险因素，气道高反应性可能与机体某些基因和环境因素有关。

（2）环境因素

1）吸烟：吸烟是慢阻肺最重要的环境发病因素。被动吸烟也可能导致呼吸道症状及慢阻肺的发生。

2）空气污染：化学气体（氯、氧化氮和二氧化硫等）对支气管黏膜有刺激和细胞毒性作用。空气中的烟尘或二氧化硫明显增加时，慢阻肺急性发作显著增多。

3）职业性粉尘和化学物质：当职业性粉尘（二氧化硅、煤尘、棉尘和蔗尘等）及化学物质（烟雾、变应原、工业废气和室内空气污染等）的浓度过大或接触时间过长，均可导致慢阻肺的发生。

4）生物燃料烟雾：生物燃料是指柴草、木头、木炭、庄稼杆和动物粪便等，其烟雾的主要有害成分包括碳氧化物、氮氧化物、硫氧化物和未燃烧完全的碳氢化合物颗粒与多环有机化合物等。生物燃料所产生的室内空气污染与吸烟具有协同作用。

5）感染：呼吸道感染是慢阻肺发病和加剧的另一个重要因素，病毒和（或）细菌感染是慢阻肺急性加重的常见原因。儿童期重度下呼吸道感染与成年时肺功能降低及呼吸系统症状的发生有关。

2. 症状

慢性阻塞性肺疾病的特征性症状是慢性和进行性加重的呼吸困难、咳嗽和咳痰。

（1）呼吸困难：这是慢阻肺最重要的症状，也是患者体能丧失和焦虑不安的主要原因。患者常描述为气短、气喘和呼吸费力等。早期仅在劳力时出现，之后逐渐加重，以致日常活动

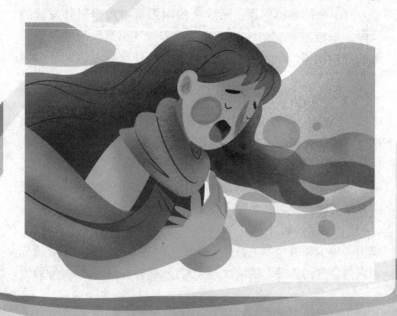

甚至休息时也感到气短。

（2）慢性咳嗽：通常为首发症状，初起咳嗽呈间歇性，早晨较重，以后早晚或整日均有咳嗽，但夜间咳嗽并不显著，少数病例咳嗽不伴有咳痰，也有少数病例虽有明显气流受限但无咳嗽症状。

（3）咳痰：咳嗽后通常咳少量黏液性痰，部分患者在清晨时咳痰较多，合并感染时痰量增多，常有脓性痰。

（4）喘息和胸闷：部分患者特别是重症患者有明显的喘息。

（5）其他症状：程度较重的慢阻肺患者可能会发生全身性症状，如体重下降、食欲缺乏、外周肌肉萎缩和功能障碍、精神抑郁和（或）焦虑等。

3. 应急措施

慢性阻塞性肺疾病急性加重期间应做到以下 5 点：①戒烟：避免烟草中多种有害物质加重临床症状。②避免吸入烟雾；减少职业暴露，强调预防的重要性；采取措施降低或避免接触室内和室外的污染空气。③建议患者保持一定量的体育活动，可改善其运动耐量，减轻喘息、呼吸困难症状和疲劳感。④对于严重的、具有静息状态下低氧血症的患者，长期家庭氧疗（每天＞15 小时）可以提高慢性呼吸衰竭患者的生存率。⑤遵照医生嘱托，规律、适量用药。家庭治疗不能有效缓解喘憋的症状时应联系救护车转往医院行进一步治疗。

● 二、忍不住总是咳嗽该怎么办？

咳嗽是人体的一种保护性反射动作。通过咳嗽可以使我们清除呼吸道的分泌物和气道内的异物。咳嗽也是社区门诊、呼吸专科和急诊科患者最常见的症状。频繁剧烈的咳嗽会对工作、生活造成影响。

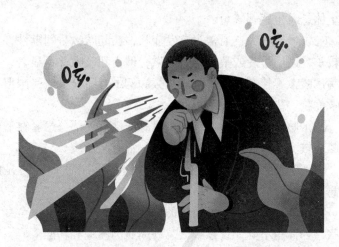

医学上，咳嗽通常按时间分为 3 类：急性咳嗽、亚急性咳嗽及慢性咳嗽。急性咳嗽的病程＜3 周，亚急性咳嗽的病程为 3～8 周，慢性咳嗽的病程＞8 周。根据痰液情况分类可分为干咳和湿咳。

1. 常见原因

急性咳嗽最常见的原因为普通感冒，通常由病毒感染，以鼻病毒等多见，无须应用抗生素，病毒感染具有一定的自限性，通常多饮水、休息、对症处理即可。

当咳嗽症状持续 1 周以上，同时伴有咳黄、脓痰时，需排除肺炎等下呼吸道感染问题。其他病因还包括过敏性鼻炎、鼻窦炎、急性支气管炎等。

亚急性咳嗽病因多为感冒后咳嗽、细菌性鼻窦炎、支气管哮喘等。

慢性咳嗽，需考虑患者既往史，包括慢性支气管炎、慢性阻塞性肺疾病、支气管扩张、肺结核等。通常慢性咳嗽与感染关系较小，此时还应考虑咳嗽变异性哮喘、上气道咳嗽综合征、嗜酸性粒细胞性支气管炎、胃食管反流性咳嗽及变应性咳嗽等。

咳嗽也是血管紧张素转化酶抑制剂（卡托普利、依那普利等）类药物常见的不良反应。停药 1～4 周后症状消失或明显减轻则可以确诊。

2. 症状

根据咳嗽症状持续的时间及伴随的症状等可以帮助大家很好的了解病情，并做出适当的处理。

当咳嗽伴鼻塞、流涕、喷嚏、咽痛、以及咽喉部黏液附着感等症状时，首先考虑感冒，也可同时伴有发热。

当咳嗽伴咳痰时，应关注痰的颜色、总量，当痰量增加，或者痰的颜色变为黄色、深灰色甚至脓性时，应及时就医，进一步明确是否出现下呼吸道感染情况。

同时应注意，这些症状是否与季节、空气、外环境温度有关。有过敏史的人们还应该注意咳嗽症状是否与接触过敏物质有关。

3. 应急措施

咳嗽作为人体的一种保护性反射动作，治疗关键是对病因的治疗，当疾病解除时，症状会随之消失。但当出现严重的咳嗽如剧烈干咳或频繁咳嗽影响休息和睡眠时，可适当应用镇咳药物。

出现咳嗽时，应保持空气流通，适当休息，多饮水。避免接触引起咳嗽的因素，如污染的空气、粉尘、变应原、引起咳嗽的药物等。

当咳嗽时间超过 1 周时，需尽快至医院就诊，明确病因。

第六节　心慌

● 一、心慌还眼前发黑是什么情况？

心动过缓又称心率过缓，正常成人的心率为每分钟 60～100 次。成人窦性心律的频率＜60 次 / 分称为窦性心动过缓。

1. 常见原因

（1）窦性心动过缓常见于健康的青年人，运动员与睡眠状态。

（2）病理性原因包括：颅内疾病，严重缺氧，低温，甲状腺功能减退，阻塞性黄疸，急性下壁心肌梗死，药物（胆碱药物，胺碘酮，β受体阻滞剂，洋地黄类药物）。

2. 症状

心动过缓可突然出现，当心率下降到每分钟40次以下，可出现头晕、一过性黑蒙、乏力、心悸、胸闷、气短严重者可发生晕厥。

3. 应急措施

（1）无症状心动过缓通常无须治疗。

（2）如心动过缓伴有头晕、乏力、胸闷、黑蒙等不适应当让患者平卧及时就医。

● 二、感觉心要跳出嗓子了是什么原因？

当发生心慌时感觉心脏要跳出嗓子，此时心电图提示心率加快，出现了心动过速。心动过速指每分钟心率>100次。心动过速分生理性、病理性2种。跑步、饮酒、重体力劳动及情绪激动时，心率加快为生理性心动过速。若高热、贫血、甲状腺功能亢进、出血、疼痛、缺氧、心力衰竭和心肌病等疾病引起心动过速，称病理性心动过速。

1. 常见原因

（1）生理性原因：常见于重体力劳动，剧烈运动，过度兴奋和紧张，亦可见于吸烟，饮茶或咖啡，饮酒后，妊娠也可引起心悸。

（2）病理性原因：常见于发热、低血糖、甲状腺功能亢进、贫血、休克、心肌缺血、充血性心力衰竭、风湿性心脏病，以及应用肾上腺素、阿托品等药物。

2. 症状

患者常主诉心悸，心惊或心冲，偶尔主诉为心搏剧烈的要从口中跳出，常有奔马之感。若同时伴有胸痛、发热、晕厥、抽搐、呼吸困难等症状需要高度警惕。

3. 应急措施

心动过速原因较多，老年患者常伴有基础疾病，患者出现心慌时伴有面色苍白、出血、意识障碍等表现，应建议及早就医，避免延误治疗。常见的生理性心动过速在去除诱因后即可消除症状。若患者患有糖尿病，应及时监测血糖，避免低血糖原因引起心动过速，若为低血糖引起的心慌，糖类食物摄入后心慌症状会逐渐缓解。

不伴有器质性心脏病的年轻患者引起的心动过速多为室上性心动过速可尝试应用以下方法终止。

（1）Valsalva 动作：深吸气后屏气，再用力做呼气动作。

（2）刺激咽喉部可诱发恶心。

（3）将面部浸没于冰水中。

第七节 剧烈呕吐

● 一、吃坏肚子一直吐该怎么办？

炎炎夏季，路边摊吃些烧烤啤酒毛豆，随之便出现上吐下泻，这时候多半是出现急性胃肠炎。急性胃肠炎是胃肠黏膜的急性炎症，临床表现主要为恶心、呕吐、腹痛、腹泻、发热等症状。

1. 常见原因

（1）感染性因素

1）沙门菌（占感染病例的 70%～80%）由家禽、蛋类或禽蛋类产品来传播，少数情况下由水产品（鱼鳖类）来传播。

2）A 型产气荚膜梭菌占细菌性食物中毒的 15%～25%。

3）金黄色葡萄球菌：可在室温下与富含糖类及盐的食物中繁殖（奶制品、冻肉、蛋黄酱）。

4）副溶血性弧菌：常存在于海产品中（水生贝壳类）。

5）产毒素的大肠埃希菌：常来自污染的肉和汉堡。

6）轮状病毒：常由 A 组轮状病毒引起，发病高峰在秋季，故名婴儿秋季腹泻。B 组轮状病毒可引起成人腹泻。

（2）非感染性因素：进食生冷食物或某些药物如水杨酸盐类、磺胺类、某些抗生素等。

2. 症状

（1）腹痛、腹泻：轻度腹泻患者，一般状况良好，腹泻每天次数在 10 次以下，为黄色或黄绿色，少量黏液或白色皂块，粪质不多，有时大便呈"蛋花汤样"；重度腹泻患者每天腹泻数次至数十次。大量水样便，少量黏液。

（2）恶心、呕吐：患者有时呕吐出血丝或咖啡样胃内容物。

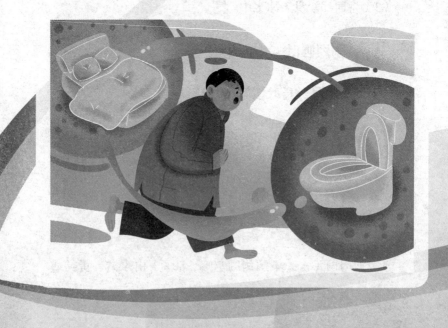

（3）腹胀：常见原因为低钾血症，偶尔伴有全身中毒症状。

（4）发热：常见不规则低热或高热，烦躁不安进而精神不振，意识模糊，甚至昏迷。

3. 应急措施

（1）腹泻患者因避免脱水及电解质失衡。家庭中可通过口服补液盐补充丢失的水分及电解质。其应用原则如下。轻度腹泻患者（大便1～3次/天）：口服补液；中度腹泻患者（大便3～5次/天）：口服补液，止泻药；重度腹泻患者（大便>6次/天，伴发热）：补液，抗生素。

（2）抗生素：对于感染性腹泻患者应有针对性应用抗生素。避免抗生素滥用引起细菌耐药。

（3）益生菌：口服益生菌在急性病毒性胃肠炎治疗中的价值还未完全明确，推荐其常规应用前，需要确定益生菌的最佳类型、剂量和方案。

（4）膳食：不推荐急性病毒性胃肠炎成人患者限制性膳食。鼓励患者在可耐受的范围内进食。与每次大量进食相比，少食多餐可能更不易引起呕吐。无刺激性的低渣食物可能比其他食物更容易耐受。对于没有脱水征象的急性病毒性胃肠炎健康成人，运动饮料、稀释的果汁和其他调味软饮料加上苏打饼干或汤可能满足几乎所有情况下所需的水和盐。

● 二、喷射性呕吐提示哪里出了问题？

胃肠道炎症可引起恶心、呕吐，还有一部分呕吐患者并无恶心的症状，这可能是控制呕吐的中枢神经出了问题。呕吐是通过胃的强烈收缩迫使胃或部分小肠内容物经食管、口腔而排出体外的现象。

1. 常见原因

（1）神经系统疾病：①颅内感染，各种脑炎，脑膜炎；

②脑血管疾病，脑出血，脑栓塞，脑血栓形成，高血压脑病及偏头痛；③颅脑损伤，脑挫裂伤或颅内水肿；④癫痫，特别是癫痫持续状态。

（2）全身性疾病：尿毒症、肝性脑病、糖尿病酮症酸中毒，甲状腺功能亢进，肾上腺皮质功能不全，低血糖，低钠血症及早孕均可引起呕吐。

（3）药物：抗生素、抗癌药物、洋地黄、吗啡等可因兴奋呕吐中枢而导致呕吐。

（4）中毒：乙醇、重金属、一氧化碳、有机磷农药、鼠药等中毒均可引起呕吐。

（5）精神因素：胃肠神经症、癔症、神经性厌食。

2. 症状

中枢性呕吐是由于中枢神经系统发生病变，呕吐前无恶心，呕吐呈喷射状，并伴有头痛和颈部僵硬。

3. 应急措施

呕吐多为正常生理反射，出现脱水征象需及时就诊。引起中枢性呕吐的原因多合并意识障碍。故中枢性呕吐的患者要防止呕吐物引起的窒息。

（1）保持昏迷体位并清理口腔内异物。

（2）若为有机磷农药中毒或一氧化碳中毒引起中枢性呕吐，需立即搬运患者脱离中毒现场。有机磷农药中毒患者需去除污染衣物并用清水擦洗身体，同时注意保暖。迅速将一氧化碳中毒患者转运至通风处，并送至医院行高压氧治疗。

第八节　反酸、胃灼热

在饱餐后出现反酸，伴随胸骨后灼热感，常误认为是胸痛到医院就诊，这时候很可能是胃食管反流。胃食管反流相当多见，是指胃内容物反流入食管，尤其易发生在餐后，是一种生理现象。只有当反流产生症状或出现并发症时，才被称为胃食管反流病。酸碱导致的食管黏膜破损称为反流性食管炎。

1. 常见原因

（1）食管下括约肌松弛：正常食管下括约肌压力为 10～30 mmHg，为防止胃内物反流至食管的高压带。某些食物（高脂肪食品、巧克力），药物（地西泮、钙通道阻滞剂）或手术可导致食管下括约肌压力下降。

（2）食管的自发和继发性蠕动减弱：大部分反流物通过 1～2 次食管自发和继发性蠕动性收缩将食管内容物排入胃内，即容量清除，为食管廓清的主要方式。其蠕动减弱可导致食管对酸性物质的清除减弱，导致胃食管反流。

（3）食管黏膜屏障遭到破坏：食管上皮表面黏液，不移动水层和表面 HCO_3^- 发挥着对抗反流物对食管黏膜损伤作用。

2. 症状

典型的表现有胃灼热、反酸、胸骨后灼痛感。有严重食管炎或食管溃疡时可出现吞咽疼痛。反流物也可刺激机械感受器引起食管痉挛性疼痛，严重时可为剧烈刺痛，并向背、腰、

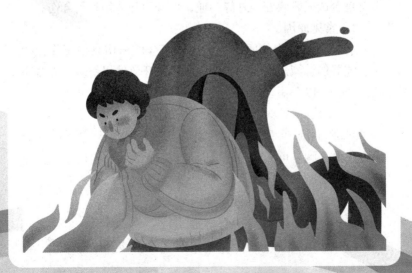

肩、颈部放射。由于食管痉挛或功能紊乱导致部分患者发生吞咽困难，且持续加重。还可由反流物刺激或损伤食管以外的组织或器官引起咽喉炎、慢性咳嗽及哮喘。

3. 应急措施

（1）改变生活方式与饮食习惯：为减少卧位和夜间反流，可将床头抬高 15～20 cm。睡前 2 小时避免进食，白天进食后不宜立即卧床，避免食用高脂肪、巧克力、浓茶等。

（2）减少引起腹内高压因素：肥胖、便秘、紧束腰带。

（3）药物治疗：①促胃肠动力药如多潘立酮、莫沙必利；②抑酸药如奥美拉唑、兰索拉唑、法莫替丁等。

第九节 胸部外伤

一、胸部被刀扎伤了该怎么办？

胸部损伤由车祸、挤压伤、摔伤和锐器伤所致的损伤，根据损伤暴力性质不同，胸部损伤可分为钝性伤和穿透伤；根据损伤是否造成胸膜腔与外界沟通，可分为开放伤和闭合伤。

1. 常见原因

引起胸部外伤的原因主要包括闭合性损伤以挤压伤、摔伤、钝器伤、撞击伤、爆震伤等所致。开放性损伤多为火器伤和刃器伤，以车祸、地质灾害、人为斗殴等引起多见。

2. 症状

胸部刀扎伤可引起心脏大血管破裂、出血、张力性气胸、血胸、血气胸。可表现为呼吸困难、口唇发绀、出血、面色苍白、四肢发凉、大汗、脉搏细弱、意识障碍。

3. 胸部刀扎伤的致死原因

（1）呼吸困难

1）呼吸道阻塞：血块、呕吐物、分泌物、异物等可引起

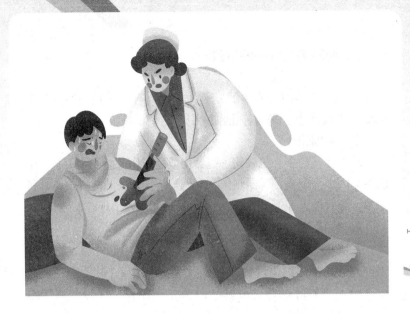

气道阻塞。

　　2）气管、支气管破裂：可出现皮下气肿、纵隔气肿，严重时可出现肺不张压迫肺组织。

　　3）心脏压塞：可出现心脏泵功能衰竭。

　　4）气胸、血胸、血气胸：其主要表现为对肺组织及气管和心脏的压迫。

　　（2）低血压：肋间动脉破裂，胸部大血管破裂出血引起的失血性休克。

　　4. 应急措施

　　（1）不建议立即拔出刃器以免形成进一步内脏血管损伤，应用干净的衣物覆盖在伤口上立即送医院。

　　（2）尽量让患者平卧位，不要随意搬动患者。

　　（3）密切观察患者的神志变化，出现呼吸、心搏骤停时立即给予心肺复苏。

● 二、心脏破裂该如何抢救？

心脏破裂多由尖刀锐器、子弹、弹片等穿透胸壁伤及心脏所致，少数则由于暴力撞击前胸引起。

1. 常见原因

战争年代时多为枪弹伤、锐器伤或爆震伤。而如今引起心脏破裂原因多为车祸、锐器刺伤、高处坠落伤、医源性损伤（外科手术、导管检查等）。急性透壁性心肌梗死也可出现心脏破裂。

2. 症状

常表现为失血性休克及心脏压塞。心脏出血外溢，患者常主诉胸痛、呼吸困难伴有面色苍白、呼吸浅弱、脉搏细速、血压下降，颈静脉怒张，静脉压升高。心包裂口保持开放畅通者，血液将从前胸伤口涌出或流入胸腔。

3. 应急措施

（1）心脏脏破裂是急性心肌梗死的致死性并发症。

（2）外伤后心脏破裂患者极危重，能否成功救治关键在于早期诊断及早期手术治疗。急性心脏压塞往往病情危急，可先做心包腔穿刺减压缓解，同时输血补液，争取开胸抢救时间。

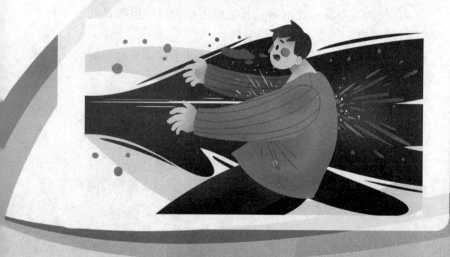

● 三、如何救治肋骨骨折?

肋骨就是包围在我们肺周围的骨头，肌肉带动骨头运动，这样我们就可以喘气。肋骨骨折是指肋骨发生了骨折。儿童肋骨没有完全骨化，因此发生骨折的概率小，成年人，尤其是中老年人肋骨的弹性差，甚至已出现骨质疏松就容易发生骨折。

1. 常见原因

肋骨骨折和其他骨折一样，多由于外力所致。与人的体质相关，老年人更易发生骨折。

2. 症状

疼痛是肋骨骨折最明显的症状，随着呼吸疼痛会明显加重，咳嗽时也会感到剧烈的疼痛。因此，疼痛又限制患者的呼吸，使患者呼吸浅快，不敢深吸气和咳嗽。

一些严重的肋骨骨折还会引起胸廓局部的塌陷，胸廓软

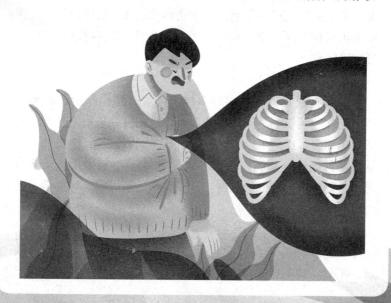

化，严重影响呼吸和循环甚至导致休克。

3. 应急措施

肋骨骨折需要及时就医，特别是影响呼吸循环的情况。注意对呼吸道分泌物的引流，如果分泌物较多，在不影响呼吸的情况下，可以侧卧让患者口腔的分泌物充分流出。

肋骨骨折的治疗原则为镇痛、清理呼吸道分泌物、固定胸廓、恢复胸壁功能和防治并发症。

第十节 胸壁疾病和急性乳腺炎

一、感冒后一侧胸痛，喘气就痛得厉害是什么情况？

出现感冒后一侧前胸壁疼痛，随着呼吸就痛得厉害，几天后疼痛减轻，但又出现憋气，这时候很可能发生胸膜发炎了。胸膜是胸廓和肺之间的一层膜，胸膜炎顾名思义是指由致病因素（通常为病毒或细菌）刺激胸膜所致的胸膜炎症。有些胸膜炎还会在胸腔内产生积液，也就是胸腔积液。炎症控制后，胸膜多可以恢复至正常，但也有不少会发生两层胸膜相互粘连，形成胸膜粘连。

1. 常见原因

引起胸膜炎的因素多种多样。肺炎、肺栓塞所致的肺梗死、癌症、结核病、类风湿关节炎、系统性红斑狼疮、寄生虫感染（如阿米巴病）、胰腺炎、损伤（如肋骨骨折）、由气道或其他部位到达胸膜的刺激物（如石棉）、药物过敏反应（如肼屈嗪、普鲁卡因胺、异烟肼、苯妥英钠、氯丙嗪）等都会引起胸膜的炎症。

2. 症状

病情较轻的患者可没有明显的症状。一般临床表现为胸痛、咳嗽、胸闷、气急，甚则呼吸困难，感染性胸膜炎或胸腔

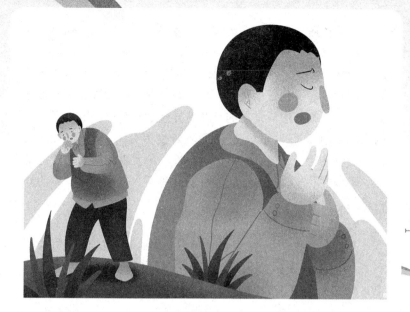

积液继发感染时，可有恶寒、发热。不同病因所致的胸膜炎伴有相应疾病的临床表现。胸膜炎多继发于其他疾病。

3. 应急措施

胸膜炎常在诊治其他疾病时发现，所以积极配合医生治疗是最好的选择，如结核性胸膜炎抗结核治疗时间较长，患者会担心一些药物的不良反应，私自停药是非常不可取的做法。多为抗感染治疗和对症的缓解疼痛的治疗，如果胸腔积液较多，有可能会行胸腔穿刺抽液，一方面可以改善病情，另一方面也可以留取化验指导进一步的治疗。

同时，注意营养、多休息、勤锻炼，改善自身体质也是必不可少的。

● **二、胸部一个点针扎样痛是什么情况？**

在感冒后胸部出现疼痛，每次持续数秒，感觉像细针扎一样，用手按压也出现疼痛，有的患者非常紧张，到医院要求住院，担心自己心脏出了问题，其实这是肋软骨一些炎性疾病引起。肋软骨炎是一种常见的疾病，是肋软骨疼痛性非化脓性肿胀、胸软骨痛、软骨增生病，分为非特异性肋软骨炎和感染性肋软骨炎。临床中最常见的是非特异性肋软骨炎，可占门诊量的 95% 以上，好发于第 2～5 肋软骨交界处，一般为多发性，见于一侧胸骨旁，或者呈两侧对称性，单发者以第 2 肋软骨常见。感染性肋软骨炎又称化脓性肋软骨炎，是一种较少见的外科感染。

1. 常见原因

非特异性肋软骨炎其病因尚不明确，可能的原因包括：病毒感染，许多病例报道患病前有病毒性上呼吸道感染病史；胸肋关节韧带慢性劳损；免疫或内分泌异常引起肋软骨

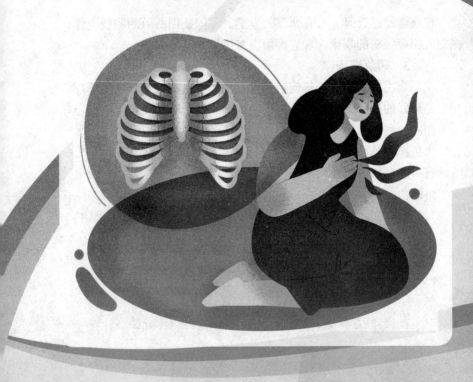

营养障碍；还可能与结核病、全身营养不良、急性细菌性上呼吸道感染、类风湿关节炎、胸肋关节半脱位，以及胸部撞击伤、剧烈咳嗽等损伤有关。

感染性肋软骨炎原发性感染较为少见，一般经血供途径而感染，其致病菌常为结核分枝杆菌、伤寒杆菌或副伤寒杆菌，胸部外科手术后感染引起的软骨炎较为多见，其致病菌主要为化脓性细菌和真菌。

2. 症状

患病初期患者感到胸痛，数日后受累肋软骨部位出现肿胀隆起、钝痛或锐痛的肿块，发生部位多在胸骨旁第2～4肋软骨，以第2肋软骨最常见，偶尔也可发生于肋弓。本病多侵犯单根肋骨，偶见多根或左右两侧肋骨同时受累。

急性者可骤然发病，感觉胸部刺痛、跳痛或酸痛；隐袭者则发病缓慢，在不知不觉中使肋骨与肋软骨交界处呈弓状、肿胀、钝痛，皮肤无改变。疼痛轻重程度不等，往往迁延不愈。由于病灶在乳房内上方，同侧的乳房也有牵涉性疼痛，女性患者误以为乳房疼痛而就诊。病程可持续数小时或数天，但可复发，常在数月内自愈，个别可持续数年。

感染性肋软骨炎局部皮肤会出现红、肿、热、痛，以胸痛为主，大多数以此首发，程度轻重不等，患者因胸痛不敢深呼吸、咳嗽，易引起肺部感染，软组织坏死可形成脓肿，脓肿溃破可形成窦道。患者往往有明显的全身性感染症状。

3. 应急措施

非特异性肋软骨炎一般需要医院就诊，治疗一般只做对症治疗，主要是镇痛和抗感染治疗。长期药物治疗而疼痛未能缓解，影响患者情绪和工作，也应积极去复诊，除外一些其他的疾病。

感染性肋软骨炎，先行非手术治疗，采用针对性抗生素有效控制感染，对症镇痛。上述方法无效时，需手术治疗。

● 三、堵奶了还发热该怎么办?

急性乳腺炎是哺乳期非常常见的疾病之一。急性乳腺炎就是乳腺的急性化脓性感染,多发生于产后哺乳期的女性,尤其是初产妇,产后3~4周最为常见。临床主要表现为乳房的红、肿、热、痛,局部肿块、脓肿形成,体温升高,白细胞计数增高。在脓肿形成前治疗原则以抗感染促进乳汁排出为主,脓肿形成治疗原则后以切开引流为主。预后较好。

1. 常见原因

急性乳腺炎的形成通常需要3个条件:致病菌、乳汁淤积、免疫力下降。

致病菌通过乳头皮肤的破损处入侵。初产妇在婴儿吮吸乳头时,常有不同程度的皲裂、糜烂或细小溃疡,给细菌入侵制造"方便之门"。乳汁是最容易滋生细菌的环境,是病因中的重要因素。乳头的内陷、畸形,导管的先天性不通畅,产妇授乳经验不足,常不能使乳汁得以充分排空,以致乳汁淤积,为

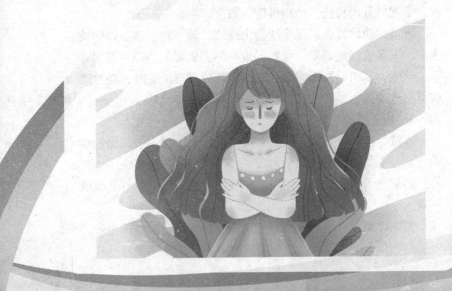

细菌的繁殖创造条件。产后机体全身和局部免疫力的下降也为感染创造了条件，乳头部因为哺乳时常潮湿并沾有高营养的乳汁，更易造成细菌感染。

2. 症状

多数初期表现为乳头皲裂、疼痛，哺乳时疼痛加剧，以致产妇惧怕或拒绝哺乳，继而出现乳汁淤积、乳房胀痛不适或有积乳的块状物。最主要的临床表现局部可以出现红、肿、疼痛、压痛或痛性肿块。感染严重者，炎性肿块增大，可有"波动感"。不同部位的脓肿表现也不相同。浅表的脓肿可以自行穿破，深的脓肿常无波动感，脓肿可深入乳房后疏松的组织当中，形成乳房后的脓肿。未给予手术引流的脓肿可以流窜到不同的腺叶间，形成哑铃状脓肿或多发性脓肿。

3. 应急措施

注意休息，清洁乳头，吸出乳汁，托起乳房，停止患侧哺乳，以吸乳器吸出乳汁。目前，通乳师非常流行，但其实通乳师水平参差不齐，而且多不具有完备的医学知识，不当的按压会反而使感染播散。所以还是建议去听取正规医院医生的意见。尤其是已经发现有明显红肿的患者，尽早就医是最好的选择。少数一些非常严重的乳腺炎需进行手术治疗。乳腺炎恢复后，应坚持正常哺乳。

（李　琢　马　帅　于佳女　刘亚楠

杨　杰　腾　飞　何新华）

第三章 腹部急症

● 一、好几天不排便、也不排气是怎么回事?

当家中老人出现好几天不排便、腹胀、腹部疼痛难忍,并伴有呕吐,这时要高度警惕是否发生肠梗阻。急性肠梗阻是外科重要的急腹症之一,其疼痛剧烈难以忍受。急性肠梗阻病情发展快,严重者可致患者死亡。急性肠梗阻导致水、电解质、酸碱平衡失调,以及患者年龄大合并心肺功能不全等常为患者死亡原因。

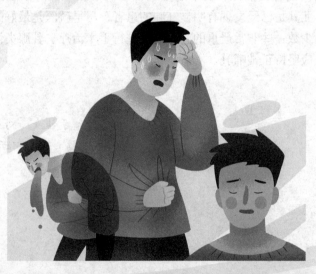

1. 常见原因

各种病因引起肠梗阻的发病率因时代、地区、医疗卫生条件等不同而有所不同，如以前嵌顿疝所致的机械性肠梗阻的发病率最高，随着医疗水平的提高、预防性疝修补术得到普及，现已明显减少。而粘连所致的肠梗阻的发病率明显上升。

（1）机械性肠梗阻：临床上最常见，是由于肠内、肠壁和肠外各种不同机械性因素引起的肠内容物通过障碍。

（2）动力性肠梗阻：是由于肠壁肌肉运动功能失调所致，并无肠腔狭窄，又可分为麻痹性和痉挛性两种。前者是因交感神经反射性兴奋或毒素刺激肠管而失去蠕动能力，以致肠内容物不能运行；后者系肠管副交感神经过度兴奋，肠壁肌肉过度收缩所致。有时麻痹性和痉挛性可在同一患者不同肠段中并存，称为混合型动力性肠梗阻。

（3）血运性肠梗阻：是由于肠系膜血管内血栓形成，血管栓塞，引起肠管血液循环障碍，导致肠蠕动功能丧失，使肠内容物停止运行。

2. 症状

腹痛一般为阵发性剧烈绞痛，患者常难以忍受。呕吐在肠梗阻后即可发生，然后即进入一段静止期，再发呕吐时间视梗阻部位而定。腹胀一般在梗阻发生一段时间后开始出现。在完全性梗阻发生后排便排气即停止。早期单纯性肠梗阻的患者，全身情况无明显变化，后期可出现脉搏细速、血压下降、面色苍白、眼球凹陷、皮肤弹性减退、四肢发凉等征象。

3. 应急措施

发生急性肠梗阻时需立即前往医院就诊，其会导致难以忍受的腹痛。急性肠梗阻及其需要相互鉴别的诸多疾病均可危及生命。

肠梗阻的治疗方法取决于梗阻的原因、性质、部位、病情和患者的全身情况。但不论采取何种治疗方法，纠正肠梗阻所引起的水、电解质和酸碱平衡的失调，给予胃肠减压以改善梗阻部位以上肠段的血液循环及控制感染等皆属必要。总之，应积极地配合医生的治疗。

● 二、肚子硬邦邦，一碰就痛，要警惕哪类穿孔？

喝酒后，胃部突然剧烈疼痛，像刀割一般，肚子像门板样僵硬，一碰就痛，这时候要警惕出现了消化道穿孔。

1. 常见原因

除了少部分消化道穿孔是由于外伤后引起，多数患者有溃疡病史，部分患者有长期服用阿司匹林或激素的情况。患者在穿孔发生前常有溃疡症状加重或有过度劳累、精神紧张等诱发因素，还有一些患者是胃部肿瘤、炎症性肠病引起。

2. 症状

多数患者有溃疡病史，急性穿孔前常有溃疡加重的表现。穿孔时突然发生上腹部剧烈疼痛，呈持续性刀割样或烧灼样

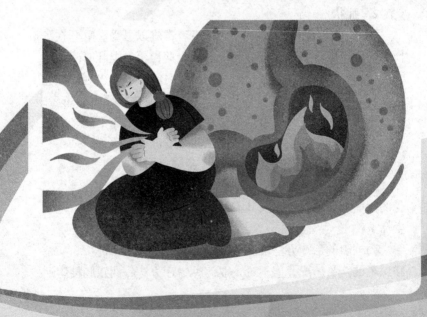

痛，很快扩散到全腹；常伴有出汗、四肢冰冷、心悸、气短等休克现象；可有恶心呕吐、腹胀、发热。病者呈急性病容，腹式呼吸消失或减弱，全腹有压痛、反跳痛及肌紧张，上腹部与右下腹部明显。肝浊音界缩小或消失，可有移动性浊音。腹腔感染时白细胞升高，腹腔穿刺可抽出含食物残渣。

3. 应急措施

绝大多数的胃肠道穿孔都需要手术治疗，应及时至医院就医。

● **三、右下腹转着圈儿痛是怎么回事？**

当怀疑出现胃肠道穿孔要及时将患者送至医院，等待救护车的期间应注意：①不再让患者吃东西或者喝水；②不少出现呕吐的患者要保持平卧位，头偏向一侧避免误吸；③不要盲目地使用镇痛药或偏方；④注意给患者保暖。

"内科怕发热，外科怕腹痛"，而急性阑尾炎是最常见的出现误诊的疾病之一。当腹痛为转移性的固定在右下腹时就要高度警惕阑尾炎的发生。急性阑尾炎是外科最多见的急腹症，是发生于阑尾的急性炎症。

阑尾位于右髂窝部，外形呈蚯蚓状，长度为 5～10 cm，直径为 0.5～0.7 cm，起于盲肠根部，附于盲肠后内侧壁。

阑尾是一个淋巴组织，参与人体免疫功能调节，出生后开始出现，12～20 岁达高峰，30 岁后淋巴滤泡明显减少，60 岁后完全消失。

1. 常见原因

（1）阑尾管腔阻塞：阑尾管腔阻塞是阑尾炎最常见的病因，包括以下原因引起的阻塞，淋巴滤泡明显增生（约 60%，多见于年轻人），粪石（约 35%），以及异物、炎性狭窄、食物残渣、蛔虫、肿瘤等。

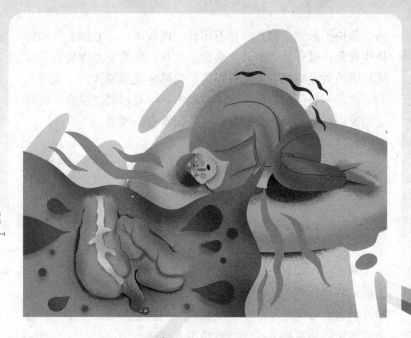

（2）细菌入侵：由于阑尾管腔阻塞，细菌繁殖，分泌内外毒素，妨碍阑尾血流造成阑尾缺血坏死。

2. 症状

（1）腹痛：典型的阑尾炎腹痛始于上腹部（经常被误认为"胃痛"），数小时后疼痛逐渐转移并局限于右下腹部（临床称为转移性右下腹痛），腹部按压疼痛明显且以右下腹（麦氏点）为主。如发生阑尾化脓、坏死、穿孔等情况可出现全腹疼痛，腹部轻触即疼痛加剧。

（2）厌食，恶心，呕吐，腹泻，排便或里急后重，腹胀，排气、排便减少等。

（3）早期乏力，随炎症加重可出现心率增快、寒战、发热甚至高热、黄疸以及血压下降、意识障碍等感染性休克症状。

（4）老年人、孕妇、小儿、糖尿病患者、免疫功能低下人群，可因疼痛感觉和防御功能减退等原因而症状不典型或不能正确描述症状。

3. 应急措施

如出现典型转移性右下腹痛，应及时至医院就医。

● 四、胆不好，出现"痛、烧、黄"是什么情况？

急性胆管炎和我们熟知的急性胆囊炎都属于急性胆道系统感染，但急性胆管炎病程进展更为迅速，严重者发展为急性化脓性胆管炎，极易引发脓毒症而威胁生命。"痛、烧、黄"即疼痛、高烧和黄疸，是 Charcot 三联征的主要症状。

1. 常见原因

常见原因：胆石；胆道寄生虫；胆管狭窄（恶性肿瘤，胆道良性病变，先天性胆道解剖异常，原发性硬化性胆管炎，胆道术后）。

2. 症状

有胆道疾病如胆结石、胆囊炎病史；腹痛、腹部压痛；高热，伴或不伴畏寒、寒战；黄疸；休克，低血压，意识障碍。

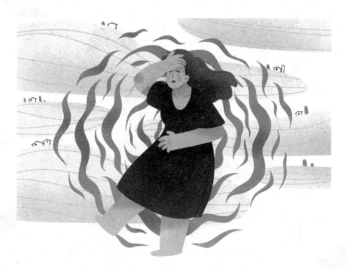

3. 应急措施

怀疑出现胆道感染时应暂时禁食、禁水；合并发热时可物理降温；腹痛剧烈时不建议自行口服镇痛药；患者发生意识障碍时，要防止呕吐导致的误吸风险；老年人容易出现休克，应取平卧位，密切观察意识变化，及时送往医院就诊。

● 五、喝酒后左下腹痛得厉害是什么情况?

喝酒后，出现左下腹剧烈疼痛伴随着不断呕吐，除了常见的胃肠炎症，还有可能是发生了胰腺炎。急性胰腺炎指多种病因引起的胰酶激活，继以胰腺局部炎症反应为主要特征，伴或不伴有其他器官功能改变的疾病，病情较重者可发生全身炎症反应综合征。根据病情严重程度可分为轻症、中度和重症。临床上，大多数患者的病程呈自限性，20%～30% 的患者临床经过凶险。总体病死率为 5%～10%。

1. 常见原因

常见原因为以下 8 个方面。①胆道疾病：胆石症，如胆道

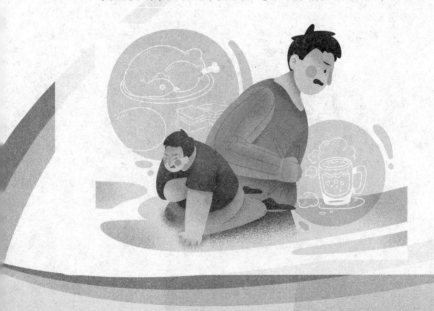

微结石、胆道感染、胆道蛔虫等；大量饮酒和暴饮暴食；②胰管阻塞：胰管结石、蛔虫、胰管狭窄、肿瘤等；③手术与创伤因素：如内镜下逆行胰胆管造影（ERCP）术后等；④内分泌与代谢障碍：高钙血症、高脂血症；⑤感染：如急性流行性腮腺炎、传染性单核细胞增多症等；⑥药物和毒物：如噻嗪类利尿药、硫唑嘌呤、糖皮质激素、四环素等；⑦其他因素：十二指肠液反流；妊娠；⑧无病因：特发性胰腺炎。

2. 症状

（1）腹痛：为急性胰腺炎的主要表现和首发症状，疼痛多位于中上腹部，常向背部放射，呈持续性，少数患者无腹痛，服用胃肠解痉药物不能缓解。进食可加剧，取弯腰抱膝位可减轻疼痛。可有上腹部甚至全腹按压痛，重症可出现脐周及两侧胁肋处皮肤青紫色。

（2）恶心、呕吐、腹胀：呕吐食物及胆汁，且呕吐后腹痛不能缓解。

（3）发热：可持续 3～5 天，合并感染时可有高热及发热时间延长。

（4）低血压或休克：重症常发生，表现为烦躁不安，皮肤苍白、湿冷，甚至猝死。

（5）多器官功能衰竭：重症胰腺炎可并发急性呼吸衰竭、肾衰竭、心力衰竭、消化道出血、胰性脑病等。

（6）血、尿淀粉酶、脂肪酶升高，血常规检查示白细胞计数升高、C 反应蛋白升高。生化提示血糖升高、血钙降低。

（7）腹部 B 超 /CT 可见胰腺肿大、渗出。

3. 应急措施

怀疑急性胰腺炎时首先能做的就是做到绝对的禁食和禁水；频发呕吐时要及时到医院就诊；腹胀明显时可局部按摩或大黄外敷促进胃肠蠕动；恢复期时以半流食或流食过渡。

● 六、剧烈腹痛还伴血便要警惕哪类疾病?

急性肠坏死常由外科急腹症引起,是肠壁血运障碍导致的肠道组织坏死。发病时间根据病因由数小时至数天不等,早期诊断困难,病情凶险,并发症多,死亡率高。

1. 常见原因

常见原因包括①肠梗阻:尤其绞窄性肠梗阻极易发生急性肠坏死、急性粘连性肠梗阻出现持续性腹痛或孤立胀大的肠袢,应警惕肠坏死的发生。②嵌顿疝。③肠系膜血栓:既往有冠状动脉粥样硬化性心脏病、心房颤动史者,易发生肠系膜动脉栓塞;既往有脾切除病史者,易发生肠系膜静脉血栓;既往有血栓性疾病如下肢静脉血栓、真性红细胞增多症等病史易发生肠系膜静脉血栓形成。④肠扭转。⑤肠套叠。⑥炎症性肠病。⑦腹部闭合性损伤延迟性肠坏死。⑧肿瘤。

2. 症状

急性肠坏死的临床表现包括:持续性腹痛;腹胀;恶心、

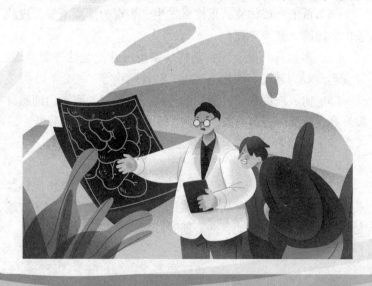

呕吐；肛门停止排气、排便；腹部压痛、反跳痛、肌紧张；高热、低血压甚至昏迷；血常规白细胞显著升高；腹部超声或CT：腹水、肠壁增厚、僵硬及肠管扩张；诊断性腹腔穿刺：有清亮、淡红或暗红色积液，大多为暗红色积液；腹痛、腹胀患者补液量充足而突然并发少尿者应警惕肠坏死的可能。

3. 应急措施

当出现剧烈腹痛时就要及时到医院就诊，不要盲目服镇痛药，合并呕血或黑便时，可携带部分样本以供化验；有条件的可测量血压，保持平卧位，密切观察患者的意识、呼吸情况。

● 七、血糖高到测不出还呕吐是怎么回事？

对于糖尿病患者来说，血糖波动犹如家常便饭，当血糖控制不佳的时候容易忽高忽低，血糖高到测不出时警惕出现酮症酸中毒。糖尿病酮症酸中毒（简称DKA）是高血糖危象的一种，是糖尿病的常见和重要急性并发症之一，在各型糖尿病患者中均可发生。20%～30%的糖尿病患者以DKA为首发症状。

1. 常见原因

一般常见诱因包括，胰岛素治疗不当，如治疗中断（胰岛素泵电池耗尽）或不适当减量；感染；饮食不当；急性胰腺炎；心肌梗死；脑血管意外；各种应激，如创伤、手术、妊娠和分娩等；药物，如糖皮质激素、噻嗪类利尿剂、拟交感神经药物、第二代抗精神病药等。

2. 症状

糖尿病症状加重，即多饮、多食、多尿及体重减轻（三多一少）症状加重；食欲缺乏、恶心、呕吐、腹痛；口渴、疲乏、头痛、嗜睡；呼吸深快，呼气中有烂苹果气味；严重脱水：尿量减少，眼眶下陷，皮肤黏膜干燥；休克：血压下降，

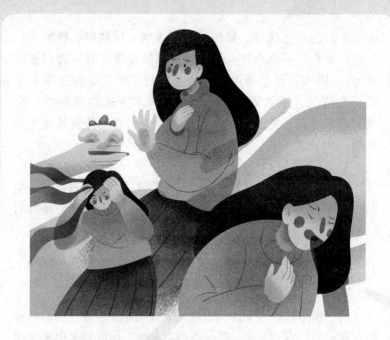

心率增快，四肢湿冷，反应迟钝、昏迷；尿液分析：尿糖检查结果显示强阳性，尿酮体阳性；血糖升高，血气分析血 pH 正常或下降。

3. 应急措施

（1）要测指尖血糖，若血糖明显高于平时的水平，及时到医院就诊。

（2）其次这类患者常合并频发呕吐，容易出现脱水的表现，要注意补充水分。

（3）最后少数出现昏迷的患者要注意体位，避免呕吐物引起窒息。

● 八、肚子痛、足踝还有出血点是怎么回事？

过敏性紫癜是一种侵犯皮肤和其他器官细小动脉和毛细血

管的过敏性血管炎。主要表现为皮肤紫癜，伴或不伴腹痛、关节痛和肾损害。本病多见于儿童及青少年。

1. 常见原因

本病发病原因和机制至今未完全阐明，可能与以下因素相关。

（1）感染：细菌感染和病毒感染多见，细菌感染以溶血性链球菌多见，可有急性上呼吸道感染；病毒感染多见于麻疹、水痘、风疹等。

（2）药物：如青霉素、链霉素、磺胺类及异烟肼等。

（3）食物：鱼、虾、蟹、蛋及牛奶等食物。

（4）其他：如寒冷、外伤、花粉吸入及疫苗注射等均可诱发本病。

2. 症状

本病主要见于儿童及青年。春秋季节好发。起病前1～3周常有上呼吸道感染史。可有倦怠、乏力、低热、食欲缺乏等前驱症状。

（1）皮肤：大多数以皮肤紫癜为首发症状。多在前驱症状2～3天后分批、反复出现，常对称分布，以下肢伸侧及臀部多见，紫癜大小不等，呈紫红色，略高出皮肤，可互相融合，常伴荨麻疹、多形性红斑及局限性或弥漫性水肿，偶有痒感。严重的紫癜可融合成大疱，发生中心出血性坏死。

（2）腹部：约50%的患者有腹痛，常发生在出疹后1～7天，位于脐周或下腹部，呈阵发性绞痛，可有轻压痛但无肌紧张。严重者可合并呕吐、呕血、腹泻或便血等。由于肠蠕动紊乱，可诱发肠套叠，在小儿中多见；肠坏死、肠穿孔少见。

（3）肾脏病变：多数于紫癜后1～8周出现，可持续数月或数年，主要表现为血尿、蛋白尿、水肿、高血压。肾脏病变可在病程的任何时期发生，也可于皮疹消退后或疾病静止期出现。病情轻重不等，重症可出现肾衰竭。

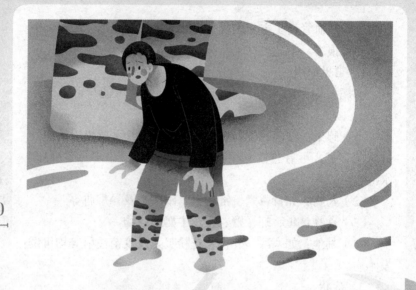

（4）关节症状：多见于膝关节、踝关节等大关节，呈游走性，可有轻微疼痛，或出现明显的红、肿、痛及活动障碍。反复发作，但不留关节畸形。

（5）神经症状：当病变累及脑和脑膜血管时，可出现各种神经系统症状，如头痛、头晕、呕吐、目眩、神志恍惚、烦躁、谵妄、癫痫、偏瘫、意识模糊、昏迷等。

（6）其他症状：病变累及呼吸道时可出现咯血、胸膜炎等症状，但在临床中少见。

3. 应急措施

（1）单纯皮肤型紫癜以休息为主，可口服维生素 C 和钙剂，不宜过度药物治疗。有关节痛的患者可使用非甾体抗炎药镇痛治疗，避免剧烈运动，卧床休息。其他类型的紫癜要及时就医。

（2）饮食上给予清淡、易消化饮食，应避免变应原如鱼、虾、蟹、蛋、奶等高蛋白动物性食品及菠菜、花粉等植物性食物。鼓励多食用含维生素 C 丰富的食物，如新鲜的蔬菜及水果。有消化道症状者给予流食或禁食，避免过硬及刺激性食物。

（3）防止上呼吸道感染，注意保暖避免寒冷刺激，避免劳累。

● 九、大把掉头发还伴肚子痛是什么情况?

当出现不明原因的大把掉头发，有的还伴有顽固性腹痛，且血液检查结果异常，特别是日常能接触重金属的人。重金属中毒是指相对原子质量>65的重金属元素或其化合物引起的中毒，如铅中毒、汞中毒及砷中毒等。

1. 铅中毒

铅是一种柔软、呈蓝灰色的金属，可溶于酸。铅及其化合物在生产生活中应用广泛，常见的铅化合物包括一氧化铅、过氧化铅、四氧化铅、氯化铅、硫化铅、硝酸铅、醋酸铅等，对人均有较大毒性。铅能干扰血卟啉代谢，引起溶血及血管痉挛，临床主要表现为腹绞痛及神经系统，还可引起肝、肾和血液学的异常。

（1）常见病因:①急性铅中毒常见病因，多由于口服可溶性铅无机化合物和含铅药物如黑锡丹、樟丹等引起;② 慢性铅中毒常见病因，多见于长期吸入铅烟、铅尘的工人，发病率以铅冶炼及蓄电池制造行业较高，铸字、颜料、釉彩、焊接少见。长期应用含铅食具如铅器盘、铅壶、彩釉陶器等饮料或食品，可引起慢性中毒。

（2）症状:①急性中毒。急性中毒多因误服经消化道吸收引起。患者误服含铅化合物4~6小时，甚至1周后出现恶心、呕吐、呕吐物为奶白色块状，口内有金属味，腹绞痛、腹泻、排黑便（含硫化铅），血压升高，少数患者发生消化道出血和麻痹性肠梗阻。严重中毒数日后出现贫血、中毒性肾炎、中毒性肝炎和多发性周围神经病变和铅毒脑病。其中，腹绞痛为早期突出表现。绞痛发作突然，剧痛难忍，部位不定，阵发性，每次持续数分钟至数小时。②急性四乙铅中毒。由短期内大量吸入或皮肤吸收所致，平均潜伏期 6 天，一般为 6 小时至 11 天（吸入高浓度者可立即昏迷）。轻者有头痛、头晕、乏力、食欲缺乏、恶心、呕吐、关节痛；较重者出现自主神经系统症状，如多汗、唾液分泌增多、血压下降，脉缓慢，严重时甚至出现幻觉、妄想、谵妄、全身抽搐甚至瞳孔散大、意识丧失。血压低、脉率低、体温低为四乙铅中毒的"三低征"。急性四乙铅中毒发作可呈间歇性，间歇期间患者常表情痴呆，动作迟缓，说话含糊或呈木僵状态。③慢性铅中毒。职业性铅中毒以慢性铅中毒多见。非职业性铅中毒可因长期用含铅壶饮酒，服用含铅中成药及环境污染所致。典型表现为腹绞痛；周围神经炎的表现为运动及感觉障碍，重症患者可出现垂腕、垂足；中毒性脑病的症状常有神经衰弱，麻痹、幻觉、妄想、头痛、呕吐、昏迷等症状；还会出现明显贫血。

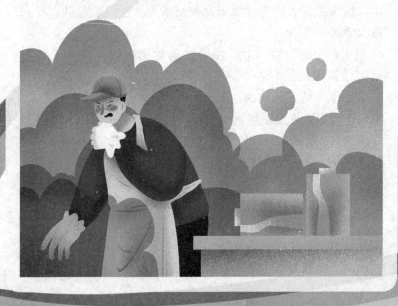

（3）应急措施：皮肤污染者彻底清洗皮肤；中毒者迅速脱离有毒环境；口服中毒者立即自行催吐；对昏迷者应及时清除口腔内异物，保持呼吸道通畅，防止异物误入气管或呼吸道引起窒息。经上述现场急救后，应立即送医院抢救，以免耽误时间。

2. 汞中毒

金属汞又名水银，为银白色的液态金属，常温中即有蒸发。常见的汞化合物有硫化汞、氯化汞、氯化亚汞和氧化汞。中药朱砂主要成分为硫化汞。汞及其化合物可通过呼吸道及皮肤吸收而中毒，以呼吸道吸入引起中毒最常见，主要发生在生产活动中，由长期吸入汞蒸气和汞化合物粉尘所致，偶见误服中毒者。汞中毒以慢性为多见，以精神 - 神经异常、牙龈炎、震颤为主要症状。大剂量汞蒸气吸入或汞化合物摄入即发生急性汞中毒。

（1）常见原因：职业性急性中毒因意外事故、土法冶炼、镏金、首饰加工等，多为个体生产、设备简陋、通风不良所致，经呼吸道吸入；非职业性大多数是使用含汞中药偏方如轻粉（氯化亚汞）治病（如银屑病、皮炎、哮喘），也有误服、自杀及他杀者。

（2）症状：①急性中毒。患者数分钟到数十分钟即引起急性腐蚀性口腔炎及胃肠炎。患者主诉口腔及咽喉灼痛、恶心、呕吐、腹痛、腹泻。呕吐物及粪便常有血性黏液和脱落坏死组织。口腔可见牙龈红肿、糜烂、出血、口腔黏膜溃疡、牙龈松动、流涎、口内腥臭味等。常伴有周围循环衰竭和胃肠道穿孔，之后可进展为急性肾衰竭，同时伴有肝脏损害。吸入高浓度汞蒸气中毒可潜伏期数小时、数日或数周不等，可引起咳嗽、咽痛、发热、咯血丝痰等症状，严重可并发间质性肺炎、急性肺水肿、呼吸衰竭。神经系统可出现头晕、头痛、手抖、兴奋或嗜睡等。个别严重患者可昏迷，最后因休克死亡。皮肤接触汞及其化合物可引起接触性皮炎，皮疹为红斑丘疹，可融合成片或形成水疱，严重者发生剥脱性皮炎；②慢性汞中毒。常为职业性吸入汞蒸气所致。神经精神症状有头晕、头痛、失眠、多梦、健忘、乏力、食欲缺乏等精神衰弱表现，经常心悸、多汗、皮肤划痕试验阳性、性欲减退、月经失调，进而出现情绪与性格改变，表现易激动、喜怒无常、烦躁、易哭、胆怯、羞涩、抑郁、孤僻、猜疑、注意力不集中，甚至出现幻觉、妄想等精神症状。口腔炎，早期牙龈肿胀、酸痛、易出血、口腔黏膜溃疡、唾液腺肿大、唾液增多、口臭，继而牙龈萎缩、牙龈松动、脱落，口腔卫生不良者可出现"汞线"（经唾液腺分泌的汞与口腔残渣腐败产生的硫化氢结合生成硫化汞沉积于牙龈黏膜下而形成的 1 mm 左右的蓝黑色线）。震颤，起初穿针、书写、持筷时手颤，方位不准确、有意向性，逐渐向四肢发展，患者饮食、穿衣、行路、骑车、登高受影响，发音及吐字有障碍，从事习惯性工作或不被注意时震颤相对减轻。肌电图检查可有周围神经损伤。肾脏表现，一般不明显，少数可出现腰痛、蛋白尿、尿镜检可见红细胞。临床出现肾小管肾炎、肾小球肾炎，肾病综合征的病例少见。一般脱离汞及治疗后可恢复。部分患者可有肝脏肿大，肝功能异常。神经症状有头晕、失眠、多梦、有情绪激动或抑郁、自主神经功能紊乱如脸红、多汗。肌肉震颤先见于手指、眼睑，以后累及手臂、下肢及头部。口腔症状有黏膜充血、溃疡、牙龈肿胀和出血、牙齿松动、脱落。慢性中毒患者尚可有体重减轻，性功能减退，女性月经失调或流产，以及周围神经病变等。

（3）应急措施：口服汞及其化合物中毒者，口服生蛋清或牛奶；吸入汞中毒者，应立即撤离现场，更换衣物；及时就医。

3. 砷中毒

砷为类金属元素，纯砷无毒。其氧化后生成的化合物有剧毒。常致中毒的砷化合物有三氧化二砷（俗称砒霜）中毒、二硫化砷（雄黄）及砷化氢等。

（1）常见病因：急性砷中毒主要见于口服砒霜所致，长期服用含砷药物也可引起中毒。职业性砷化物中毒见于熔烧含砷矿石、制造合金、玻璃、陶瓷、含砷医药和农药及印染的生产工人。砷化物可经皮肤或创面吸收，长期接触砷化物可引起慢性中毒。饮水中含砷过高，可引起地方性砷中毒。

（2）症状：急性砷中毒多为误服或自杀吞服可溶性砷化合物引起。口服后 10 分钟至 1.5 小时后出现中毒症状。

急性胃肠炎表现食管烧灼感，口内有金属异味，恶心、呕吐、腹痛、腹泻、米泔样粪便（有时带血），可致失水、电解质紊乱、肾前性肾功能不全甚至循环衰竭等。

神经系统表现有头痛、头晕、乏力、口周围麻木、全身酸痛，重症患者烦躁不安、谵妄、妄想、四肢肌肉痉挛，意识模糊以至昏迷、呼吸中枢麻痹死亡。急性中毒后 3 日至 3 周可出现多发性周围神经炎和神经根炎，表现为肌肉疼痛、四肢麻木、针刺样感觉、上下肢无力，症状有肢体远端向近端呈对称性发展的特点，以后感觉减退或消失。重症患者有垂足、垂腕，伴肌肉萎缩，跟腱反射消失。

其他器官损害包括中毒性肝炎（肝大、肝功能异常或黄疸等）、心肌损害、肾损害、贫血等。

急性吸入砷化物中毒：主要表现眼与呼吸道的刺激症状和神经系统症状，有眼刺痛、流泪、结膜充血、咳嗽、喷嚏、胸痛、呼吸困难及头痛、眩晕等，严重者甚至咽喉、喉头水肿，以致窒息、发生昏迷、休克。消化道症状发生相对较晚且较轻。

皮肤接触部位可有局部瘙痒和皮疹，1 周后出现糠秕样脱屑，继之局部色素沉着、过度角化。急性中毒后 40～60 天，几乎所有患者的指、趾甲上都有白色横纹（Mess 纹），随生长移向指（趾）尖，约 5 个月后消失。

砷化氢中毒临床表现主要是急性溶血。患者畏寒、发热、恶心、呕吐和腰痛，随后出现血尿和贫血症状，1～2 天后出现黄疸和肝脾大，2～3 天出现急性肾衰竭。

慢性砷中毒除神经衰弱症状外，突出表现为多样性皮肤损害和多发性神经炎。砷化合物粉尘可引起刺激性皮炎，好发于胸背部、皮肤皱褶和湿润处，如口角、腋窝、阴囊、腹股沟等。皮肤干燥、粗糙处可见丘疹、疱疹、脓疱，少数人有剥脱性皮炎，数日后皮肤呈黑色或棕黑色的散在色素沉着斑。毛发有脱落，手和足掌有角化过度或蜕皮。指甲失去光泽，变厚而脆。指（趾）甲出现 1～2 mm 宽的白色条纹，称米氏线，为砷吸收的证据。黏膜受刺激可引起鼻咽部干燥、鼻炎、鼻出血，甚至鼻中隔穿孔。还可引起结膜炎、牙龈炎、口腔炎和结肠炎等。同时可发生中毒性肝炎（极少数发展成肝硬化），骨髓造血再生不良，四肢麻木、感觉减退等周围神经损害表现。

（3）应急措施：经口急性中毒者应及早催吐；应及时至医院就医。

第二节　剧烈腹泻

● 一、吃了不干净的东西拉肚子怎么办？

腹泻是一种常见症状俗称"拉肚子"，是指排便次数明显超过平日，粪质稀薄，水分增加，每日排便量超过 200 g，可伴有黏液、脓血，或者含有未消化的食物。腹泻常伴有排便急迫感及腹部不适或肛门不适、大便失禁等症状。临床上按病程长短，将腹泻分急性和慢性两类。急性腹泻发病急剧，病程在 2～3 周，极少超过 6～8 周，大多系感染引起。慢性腹泻指病程至少在 4 周以上，常超过 6～8 周，或者间歇期在 2～4 周的复发性腹泻。

1. 常见原因

（1）急性腹泻：病程一般不超过3周，常见病因是感染、食物中毒和药物等。

1）肠道感染：常经粪口途径传播，表现为恶心、呕吐、腹痛、发热、脓血便或水样便。①病毒感染。包括轮状病毒、诺瓦克病毒、肠腺病毒感染时可出现水样腹泻；②细菌感染。霍乱弧菌和产毒性大肠埃希菌可致水泻。沙门菌属、志贺菌属、金黄色葡萄球菌、副溶血性弧菌可致结肠炎，产生脓血便；③寄生虫感染。溶组织阿米巴侵犯结肠时引起炎症、溃疡和脓血腹泻。隐孢子虫感染可致水泻；④旅行者腹泻。是旅途中或旅行后发生的腹泻。多数为细菌感染所致，病原体常为产毒性大肠埃希菌、沙门菌、溶组织阿米巴等。

2）食物中毒：如进食未煮熟的扁豆、毒蕈中毒、河豚中毒、重金属中毒等。

3）药物：抗生素、肿瘤化疗药、泻药等，在服药期内可致腹泻。约20%接受广谱抗生素治疗的患者出现腹泻，其中

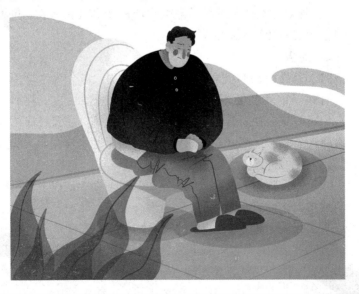

近 50% 为假膜性肠炎（艰难梭菌结肠炎），腹泻较严重。

4）其他疾病：溃疡性结肠炎急性发作、急性坏死性肠炎、过敏性紫癜等。

（2）慢性腹泻：病程在 6～8 周，病因比急性腹泻更复杂，可引起慢性腹泻的疾病包括以下几种。

1）肠道感染性疾病：①慢性阿米巴痢疾；②慢性细菌性疾病；③肠结核；④梨形鞭毛虫病、血吸虫病；⑤肠道念珠菌病。

2）肠道非感染性炎症：①炎症性肠病（克罗恩病和溃疡性结肠炎）；②放射性肠炎；③缺血性结肠炎；④憩室炎；⑤尿毒症性肠炎。

3）肿瘤：①大肠癌；②结肠腺瘤病（息肉）；③小肠恶性淋巴瘤；④胺前体摄取脱羧细胞瘤、胃泌素瘤、类癌、肠血管活性肠肽瘤等。

4）小肠吸收不良：①原发性小肠吸收不良；②继发性小肠吸收不良。

5）肠动力疾病：①肠易激综合征；②甲状腺功能亢进；③肾上腺皮质功能减退症等。

2. 症状

（1）急性腹泻起病急，病程在 2～3 周，可分为水样泻和痢疾样泻，前者粪便不含血或脓，可不伴里急后重，腹痛较轻；后者有脓血便，常伴里急后重和腹部绞痛。感染性腹泻常伴有腹痛、恶心、呕吐及发热，小肠感染常为水样泻，大肠感染常含血性便。

（2）慢性腹泻大便次数增多，每日排便在 3 次以上，便稀或不成形，粪便含水量＞85%，有时伴黏液、脓血，持续 2 个月以上，或间歇期在 2～4 周的复发性腹泻。病变位于直肠和（或）乙状结肠的患者多有里急后重，每次排便量少，有时只排出少量气体和黏液，粪便颜色较深，多呈黏冻状，可混有血液，腹部不适位于腹部两侧或下腹。小肠病变引起腹泻的特点是腹部不适多位于脐周，并于餐后或便前加剧，无里急后重，粪便不成形，可成液状，色较淡，量较多。慢性胰腺炎和小肠吸收不良者，粪便中可见油滴，多泡沫，含食物残渣，有恶臭。血吸虫病、慢性痢疾、直肠癌、溃疡性结肠炎等病引起的腹泻，粪便常带脓血。肠易激综合征和肠结核常有腹泻和便秘交替现象。因病因不同可伴有腹痛、发热、消瘦、腹部包块等症状。

3. 应急措施

（1）脱水者应及时补充液体，轻症者可口服（可给予口服补液盐），病情较重者应及时就医静脉补液。

（2）黏膜保护剂：硫糖铝、思密达等有黏膜保护作用，可用于感染性及非感染性腹泻。

（3）微生态制剂：调节肠道菌群，用于急慢性腹泻。

（4）在未明确病因之前，慎用止泻药及镇痛药物。症状超过1周或症状较重可能伴有脱水的患者需及时就医。

● 二、得了急性肠炎怎么办？

肠炎是细菌、病毒、真菌和寄生虫等引起的小肠炎和结肠炎。临床表现主要有腹痛、腹泻、稀水便或黏液脓血便。部分患者可有发热及里急后重感觉，故亦称感染性腹泻。

1. 病毒性肠炎

病毒性肠炎是一组由多种病毒引起的急性肠道传染病。在病毒性肠炎中，轮状病毒是婴幼儿腹泻的主要病因，而诺瓦克病毒是成人和大龄儿童流行性病毒的胃肠炎的主要病因。

（1）轮状病毒肠炎

1）常见原因：由轮状病毒所致的急性消化道传染病。病原体主要通过消化道传播，主要易感人群为婴幼儿，常由A

组轮状病毒引起，发病高峰在秋季，又名婴儿秋季腹泻。B组轮状病毒可引起成人腹泻。

2）症状：起病急，主要临床表现为腹泻，排黄色水样便，无黏液及脓血，量多，一般5～10次/天，重者超过20次/天。多数伴有发热，体温在37.9～39.5℃。30%～50%患儿早期出现呼吸道症状。成人感染者发热及呼吸道症状较儿童少。其他伴发症状有腹胀、腹鸣、腹痛和恶心、呕吐等。成人轮状病毒感染可有全身乏力、酸痛、头晕、头痛等症状，腹泻严重者可发生脱水。体弱、轮状病毒感染引起的腹泻病程较短，一般3～5天，多数具有自限性。

3）应急措施：目前无特效药物治疗。因本病多为病情轻，病程短，呈自限性。以饮食疗法和液体疗法等对症治疗为主。对于腹泻者，可口服补液盐溶液配方纠正和防止脱水。

（2）诺瓦克病毒肠炎

1）常见原因：诺如病毒又称诺瓦克病毒是急性肠炎的主要病原之一。本病全年均可发生，多在寒冷季节发病。

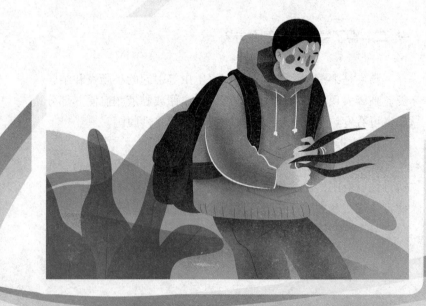

2）症状：起病急或逐渐发病，以腹泻、呕吐为主要症状，常有明显恶心。腹泻每天数次或10多次，水样便或黄稀便。可有腹痛，有时腹痛呈剧烈绞痛，伴食欲缺乏、全身乏力、头痛、低热等。儿童患者先出现呕吐水样物，然后出现腹泻。病程一般2～3天，有自限性。

3）应急措施：目前本病无特效疗法。处理以对症及支持治疗为主。轻度脱水一般可用口服补液（ORS）的方法纠正，中至重度脱水则需静脉输液治疗。思密达为肠道黏膜保护剂，能覆盖消化道黏膜，对细菌、病毒及其毒素起吸附作用，能缩短腹泻时间，减少排便次数。以清淡饮食为宜。

2. 细菌性肠炎

（1）常见原因：细菌性肠炎是常由痢疾杆菌、霍乱弧菌、大肠埃希菌、沙门菌、耶尔森菌（引起小肠结肠炎）等引起的肠炎。细菌性肠炎的致病菌以痢疾杆菌最常见，其次为空肠弯曲菌和沙门菌。

细菌性痢疾：痢疾简称菌痢，是志贺菌属（痢疾杆菌）引起的肠道传染病。

（2）症状：潜伏期一般为1～3天（数小时至7天），流行期为6～11月份，发病高峰期在8月份。分为急性菌痢、慢性菌痢。急性菌痢主要有全身中毒症状与消化道症状，可分成以下4型。

1）普通型（典型）：起病急，有中度毒血症表现，畏寒、发热达39℃、乏力、食欲缺乏、恶心、呕吐、腹痛、腹泻、里急后重。先为稀水样便，1～2天后稀便转成脓血便，每日排便数十次，量少，失水不显著。常伴肠鸣音亢进和左下腹压痛。一般病程10～14天。

2）轻型（非典型）：全身中毒症状、腹痛、里急后重、左下腹压痛不明显，可有低热、糊状或水样便，混有少量黏液，无脓血，一般腹泻次数每日10次以下。粪便镜检有红、白细胞，培养有痢疾杆菌生长，可与急性肠炎相鉴别。一般病程3～6天。

3）重型：多见于年老体弱或营养不良的患者。有严重全身中毒症状及肠道症状。起病急、高热、恶心、呕吐，剧烈腹痛及腹部（尤为左下腹）压痛，里急后重明显，脓血便，便次频繁，甚至失禁。病情进展快，明显失水，四肢发冷，极度衰竭，易发生休克。

4）中毒型：此型多见于2～7岁体质好的儿童。起病急骤，全身中毒症状明显，高热达40℃以上，患者精神萎靡、面色青灰、四肢厥冷、呼吸微弱、皮肤花纹、反复惊厥、嗜睡，甚至昏迷，而肠道炎症反应极轻。

（3）应急措施：当出现频发的呕吐腹泻伴随全身症状时应及时到医院就诊，注意避免生食蔬菜水果，注意手卫生及家中环境灭蝇。

3. 旅行者腹泻

（1）常见原因：旅行者腹泻是旅游者去其他国家或地区后发生的腹泻。可由多种病原菌引起，包括产肠毒素性大肠埃希菌、志贺菌、沙门菌、轮状病毒、溶组织阿米巴等。

（2）症状：与于病原菌相关，发生的时间为抵达旅游地后3～7天，除志贺菌所致的菌痢外，其他几种腹泻大多表现为水样便，可有呕吐、和脱水。

（3）应急措施：轻症者有自限性。有脱水症状者口服补液盐，严重者给予静脉补液。

4. 抗生素导致的肠炎

（1）常见病因：口服或静脉注射抗生素过程中可发生腹泻，尤其是当长期应用广谱抗生素后，敏感菌受到抑制而非敏感菌趁机大量繁殖。引起腹泻的抗生素包括青霉素、氯霉素、头孢菌素类、克林霉素、林可霉素、利福平等。

（2）症状：腹泻发生于抗菌治疗的过程中或停药1～2周

后，最迟可发生在治疗疗程的第 10 周。发病与药物剂量及给药途径关系不大。临床上表现为腹泻和假膜性肠炎 2 种。前者病情较轻，后者严重可致死。

（3）应急措施：及时停用抗生素；腹泻严重者口服补液盐防止脱水；服用调节肠道菌群的药物；严重者及时就医。

● 三、一天要拉二三十次要当心什么疾病？

普通人拉肚子也就是一天三四次，多的时候七八次，当出现每日拉二三十次时，要警惕是否发生严重的肠道病变。溃疡性结肠炎是一种病因尚不十分清楚的结肠和直肠慢性非特异性炎症性疾病，病变主要累及结肠黏膜及黏膜下层。病变多位于乙状结肠和直肠，也可延伸至降结肠，甚至整个结肠。主要症状为腹泻、脓血便、腹痛和里急后重。病程漫长，常反复发作。本病见于任何年龄，但 20～30 岁最多见。

1. 常见原因

溃疡性结肠炎的病因至今仍不明，目前认为由多因素相互作用所致。主要包括环境、感染、遗传、免疫等因素。

2. 症状

一般起病缓慢，少数急骤。病情轻重不一。易反复发作，发作的诱因有精神刺激、过度疲劳、饮食失调、继发感染等。

溃疡性结肠炎的最初表现可有许多形式。血性腹泻是最常见的早期症状。其他症状依次有腹痛、便血、体重减轻、里急后重、呕吐等。一般情况体温正常，急性期可有发热。在大多数患者中本病表现为慢性、低恶性，在少数患者中呈急性、灾难性暴发的过程。这些患者表现为频繁血性粪便，可多达 30 次 / 天，贫血、心悸和高热、腹痛。并发症多发生于病程较长、病情严重的患者，可有局部及全身并发症。肠道并发症有中毒性巨结肠、结肠狭窄和肠梗阻、结肠息肉、结肠癌。全身并发症可有皮肤黏膜病变、结膜炎、虹膜炎、一过性游走性关节痛、肝功能障碍、贫血等。

3. 应急措施

（1）饮食：宜进食营养丰富易消化的食物，如高热量、优质高蛋白、高维生素、低脂肪流质或半流质饮食，保证每日蛋白质、维生素及无机盐的供给。禁冷饮、水果、含纤维素多的蔬菜及刺激性食物，如葱、姜、蒜、辣椒及不洁食物，不喝浓茶，戒烟酒。因本病可能与牛乳等过敏因素有关，应询问有无过敏病史，并限制乳制品的摄入。严重病例予以完全胃肠外营养治疗，使消化道得以休息，以减轻炎症，控制症状。

（2）休息：根据病情不同，因人而异地安排休息和活动，活动期患者应充分休息，要为患者创造安静、舒适的休息环境，使患者得以完全休息，轻症患者应做到劳逸结合。

（3）心理护理大部分患者由于反复发作，病程长，精神、经济上负担较重，而有抑郁、焦虑情绪。家人耐心帮助患者，保持平静的心情，通过消除其不良心理，增强其治愈疾病的信心。

（4）初发型、暴发型及慢性复发型患者应及时就医。慢性持续型患者应遵医嘱规律服药。

● 四、吃了发霉食物出现中毒怎么办？

食物过了保质期，出现变质、霉变，吃了轻则拉肚子，重则发生食物中毒，甚至可危及生命。

1. 常见原因

细菌性食物中毒是指患者摄入被细菌和（或）其毒素污染的食物或水所引起的急性中毒性疾病。根据临床表现的不同，分为胃肠型食物中毒和神经型食物中毒。胃肠型食物中毒较多

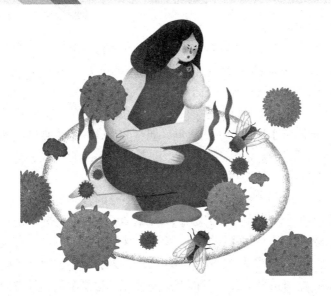

见，以恶心、呕吐、腹痛、腹泻为主要特征。神经型食物中毒以神经系统症状如眼肌、舌咽肌麻痹为主要表现。

2. 症状

（1）胃肠型食物中毒：引起胃肠型食物中毒的细菌很多，常见的有下列 6 种。

1）副溶血性弧菌（嗜盐菌）食物中毒：①引起中毒的常见食物。主要是海产品及盐腌渍品，常见者为蟹类、乌贼、海蜇、鱼、黄泥螺等，其次为腌菜、凉拌菜；②临床表现。潜伏期 1～48 小时。起病急骤，常有腹痛，多呈脐周部阵发性绞痛，腹泻，大便呈水样或血水样便，部分呈脓便，伴畏寒、发热、乏力等中毒症状，病程 1～6 天，一般恢复较快，严重可因大量吐泻而失水休克。

2）葡萄球菌食物中毒：①引起中毒的常见食物。主要为乳及乳制品（尤其是含奶的冷食）、含淀粉较多的谷物食品（剩饭、粥、米面等）、肉制品等；②临床表现。潜伏期短，一般 2～5 小时，起病急，有恶心、剧烈呕吐、中上腹痛和水样腹泻。预后良好。

3）沙门菌食物中毒：①引起中毒的常见食物。多为动物性食品，如肉类、蛋类、禽类、奶类，生熟交叉污染常见；②临床表现。潜伏期一般为4～24小时，亦可短至2小时，长达2～3天。起病急，恶心、呕吐、头晕、乏力、发热，腹泻、黄绿色水样便为主、恶臭，偶带脓血，一日大便数次至数十次，轻者3～4天症状消失，重者可引起痉挛、脱水甚至休克，如不及时抢救可致死亡。

4）变形杆菌食物中毒：①引起中毒的食物。以熟肉、水产品等动物性食品的污染菌率较高，凉拌菜、剩饭等也易污染；②临床表现。胃肠炎型，头晕、头痛、恶心呕吐、阵发性腹痛、腹泻，多为水样便，病程12～72小时；过敏型，剧烈头痛，全身皮肤充血，颜面及上身潮红，呈酒醉貌，偶有胃肠道症状及荨麻疹。

5）致病性大肠埃希菌食物中毒：①引起中毒的食物。各类食物均可被该菌污染，常见可有熟肉、剩饭等；②临床表现。肠产毒素性大肠埃希菌可引起急性胃肠炎型，潜伏期一般为10～24小时，主要表现为食欲缺乏，腹泻、呕吐及发热。脱水严重可发生休克。肠侵袭性大肠埃希菌可引起急性菌痢型，主要表现为腹痛、腹泻（伴黏液脓血）、里急后重及发热。

6）蜡样芽孢杆菌食物中毒：①引起中毒的食物主要为含淀粉较多的谷类食物，常见者为酒酿、隔夜剩饭、面包、肉丸等；②临床表现。潜伏期长短不一，腹泻型特点为潜伏期8～16小时，以腹痛、腹泻、水样便为主要表现，恶心，呕吐较少，少数患者有发热。呕吐型特点为潜伏期较短，1～2小时，甚至可短到数十分钟，以呕吐为主，伴有腹部不适。

（2）神经型食物中毒：肉毒杆菌食物中毒，又称肉毒中毒，是因进食含有肉毒杆菌外毒素的食物而引起的中毒性疾病。

1）引起中毒的食物：多见于腌肉、腊肉、猪肉及制作不良的罐头食品，部分地区曾因食用豆豉、豆瓣酱、臭豆腐及不新鲜的鱼、猪肉、猪肝而发病。

2）临床表现：潜伏期 12～36 小时，最短为 2～6 小时，长者可达 8～10 天。起病突然，病初可有头痛、头晕、眩晕、乏力、恶心、呕吐；眼部症状，如视物模糊、复视、眼睑下垂、瞳孔散大。重症患者有吞咽、咀嚼、言语、呼吸等困难，声音嘶哑或失声，抬头困难，共济失调，心力衰竭，但肢体完全瘫痪者少见。轻者 4～10 天逐渐恢复，呼吸、吞咽及言语困难先行缓解，随后其他肌肉瘫痪也逐渐复原，视觉恢复较慢，有时需数月之久。重症患者抢救不及时多数死亡，病死率为 30%～60%，死亡原因多为延髓麻痹所致呼吸衰竭，心功能不全及误吸肺炎所致继发性感染。

3）婴儿肉毒中毒：临床表现首发症状常为便秘，继而迅速出现脑神经麻痹，病情进展迅猛。有的患儿入睡前尚能进食，活动自如，数小时后可能呼吸停止。

3. 应急措施

（1）如食物吃下去的时间在 1～2 小时，可采取催吐的方法。立即大量饮水，用筷子、手指等刺激咽喉，引发呕吐。

（2）腹泻严重者，可以口服补液盐防止脱水。

（3）如果经上述急救，患者的症状未见好转，或中毒较重者，应尽快送医院治疗。

4. 细菌性食物中毒的预防

（1）避免在没有卫生保障的公共场所进餐。

（2）在有卫生保障的超市或菜市场购买食品，不买散装食品。

（3）新鲜食品经充分加热后再食用，不喝生水。

（4）避免生熟食混放、混用菜板菜刀等，避免生熟食交叉污染。

（5）不生食、半生食海鲜及肉类，生食瓜果必须洗净。

（6）重视加工凉拌和生冷类食品的清洁。

（7）尽量每餐不剩饭菜。

（8）吃剩的饭菜尽量放 10 ℃以下贮藏，且存放时间不超过 3 天。食用前必须充分加热。

（9）夏季避免食用家庭自制的腌制食品。

（10）养成饭前便后洗手的良好卫生习惯。

● 五、进食生食后老拉肚子是哪类感染引起？

寄生虫在人体肠道内寄生而引起的疾病统称为肠道寄生虫病。寄生虫，在人体内寄生过程复杂，引起的病变并不限于肠道。

1. 常见原因

大多数肠道寄生虫感染与当地的卫生条件、生活习惯、健康意识、经济水平和家庭聚集性等因素有关。自然界的气

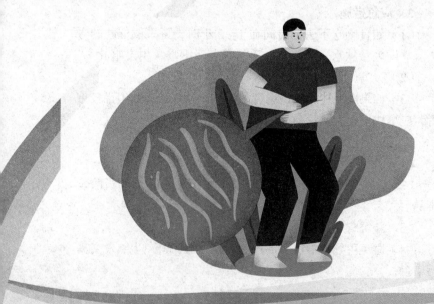

温、雨量及人们的生产和生活习惯是导致肠道寄生虫的重要的因素。

2. 症状

蛔虫病是常见肠道寄生虫病寄生于人体。肠道蛔虫感染者及患者为本病的传染源。感染性虫卵经口吞入是主要传播途径。生食未洗净的瓜果、蔬菜是感染的重要原因。

一般寄生于儿童和体质弱的人，在肺部移行期可出现咳嗽、呼吸困难、哮鸣、食欲缺乏、呕吐、腹泻、磨牙等。轻微的感染可不产生任何症状，严重感染有胃肠道症状，也可以反复发作脐周痛，食欲缺乏、恶心、呕吐、腹泻及便秘交替出现。可引起儿童营养不良、智能和发育障碍，有时可出现精神不安、烦躁、磨牙、瘙痒、惊厥等。部分患者还可出现过敏反应，如血管神经性水肿、顽固性荨麻疹等。除以上述症状外，有时可引起严重的并发症，如胆道蛔虫病、肠梗阻、肠穿孔和腹膜炎等。

3. 家庭预防

不喝冷水，不吃生食和不洁瓜果。饭前便后要洗手、勤剪指甲。彻底煮熟食物，尤其是烧烤或进食火锅时；教育孩子改掉吃手指、咬指甲的习惯。最好给儿童穿带裆内裤睡觉，以防止他们抓挠肛门。定期清洗消毒玩具。不随地大小便，加强粪便无害化处理，不用新鲜粪便施肥。农村应推行粪便无害化处理，在田里工作时须穿上鞋。加强家畜管理。托幼机构、学校应定期检查粪便，及早发现寄生虫病患儿，以利于彻底驱虫。

第三节　便血

● 一、十人九痔，便后鲜血要警惕什么情况？

痔疮是肛肠痔瘘的俗称，是直肠末端黏膜下肛管皮下的静脉丛发生扩大曲张所形成的柔软静脉团，可见痔疮的本质是静脉丛，我们平时所想所见到的"肉揪揪"并不是肉也不是"一汪血水"，而是充满了小而密集的静脉血管丛，常可见一个或多个，是一种慢性疾病，分为内痔、外痔、混合痔。

1. 常见原因

（1）多见于经常站立者和久坐者：人在站立或坐位时，肛门直肠位于下部，由于重力和脏器的压迫，静脉向上回流颇受障碍。直肠静脉及其分支缺乏静脉瓣，血液不易回流，容易淤积。其血管排列特殊，在不同高度穿过肌层，容易受粪块压迫，影响血液回流。静脉又经过黏膜下层的疏松组织，周围缺乏组织固定，容易扩张屈曲。

（2）局部刺激和饮食不节：肛门部受冷、受热、便秘、腹泻、过量饮酒和多吃辛辣食物，都可刺激肛门和直肠，使痔静脉丛充血，影响静脉血液回流，以致静脉壁抵抗力下降。

（3）肛门静脉压力增高：因肝硬化、肝充血和心脏功能代

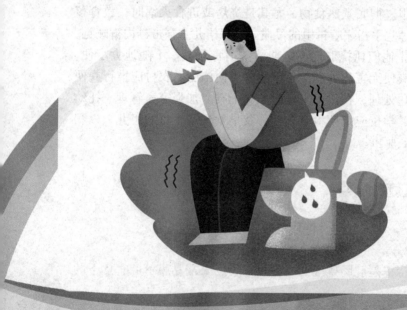

偿不全等，均可使肛门静脉充血，压力增高，影响直肠静脉血液回流。

（4）腹内压力增加：因腹内肿瘤、子宫肿瘤、卵巢肿瘤、前列腺肥大、妊娠、饮食过饱或蹲厕过久等，都可使腹内压增加，妨碍静脉的血液回流。

（5）肛门部感染：痔静脉丛先因急慢性感染发炎，静脉壁弹性组织逐渐纤维化而变弱，抵抗力不足，而致扩大曲张，加上其他原因，使静脉曲张逐渐加重，生成痔块。

2. 症状

（1）内痔：排便时无痛性出血和痔块脱出。①Ⅰ期。排便时无痛性出血，痔块不脱出肛门外；②Ⅱ期。便血加重，呈喷射状，排便时痔块脱出，自动回纳；③Ⅲ期。便血减少，痔块脱出不能自动回纳，手动送回。④Ⅳ期。偶有便血，痔核脱出不能回纳。严重时可造成内痔嵌顿。

（2）外痔：突出肛门外，表面皮肤覆盖，不易出血，形状大小不规则。肛门坠胀、疼痛、有异物感，分为结缔组织外痔、静脉曲张性外痔、血栓性外痔、炎性外痔。

（3）混合痔：兼具了内痔、外痔的症状。

3. 应急措施

若无症状时无须治疗，只有并发出血、脱垂、血栓形成及嵌顿等才需治疗。

根据形成原因，改善饮食习惯，少食辛辣刺激、油炸食物等，保持大便通畅。增加运动量，促进血液循环等。

二、肠道里长了息肉是怎么回事？

随着人们生活水平的不断提高及生活方式的改变，我国结肠直肠癌的发病率日渐升高。大量的研究表明，手术切除结肠直肠容易恶变的息肉如腺瘤，有助于降低结肠直肠癌的发病率和死亡率。因此，发现并早期治疗结肠直肠息肉对于预防结肠直肠癌至关重要。

凡从黏膜表面突出到肠腔的息肉病变，在未确定病理性质前均称为息肉。胃肠道息肉好发于大肠，以乙状结肠和直肠多见，息肉可单发或多发，也可形成息肉病（＞100 个息肉 - 家族遗传疾病）。根据其与癌变的关系，可分为肿瘤性与非肿瘤性两大类。肿瘤性息肉即为腺瘤，凡腺瘤均有不典型增生，属于癌前病变。

1. 常见原因

（1）长期腹泻：很多患者肠道黏膜容易过敏，例如，在饮酒、吃辣椒、进食油腻食物或海鲜后出现腹泻，有些患者会无原因的出现腹泻，这样，肠道黏膜会出现慢性炎症，易导致肠道息肉生长。

（2）长期便秘：便秘的患者经常是几天排便一次，粪便长期在肠道内储存会产生各种毒素，导致肠黏膜出现慢性炎症，易生长息肉。

（3）遗传：例如家族性息肉病就是一种遗传疾病。

（4）炎症性疾病：如溃疡性结肠炎、克罗恩病等疾病易出

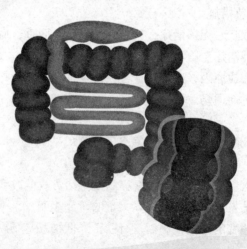

现息肉。

2. 症状

（1）息肉多无症状，往往是在内镜检查偶尔被发现。

（2）较大的息肉可引起腹部不适、腹胀、腹痛、腹泻、便秘等，但易被忽视。

（3）部分息肉可引起大便带血、黏液血便。

3. 应急措施

肠息肉的处理原则是，对于小的增生性息肉或炎性息肉，因无癌变潜能可以不做处理。需定期复查但对于较大的息肉为避免引起息肉出血、梗阻或癌变，一旦发现，建议尽快到医院消化科就诊。

● 三、做了胃镜、结肠镜检查但还是出血怎么办？

小肠占胃肠道的 3/4，黏膜面积占全胃肠道的 90% 以上，长度为 4～6 m，小肠出血仅占胃肠道出血的 1%～5%。由于小肠较长、弯曲多、相互重叠、移动度大、距消化道两端较远，缺乏有效的检查手段，其出血的临床检出率较低。

1. 常见原因

小肠出血的主要病因有肿瘤、血管病变、炎症性病变、小肠憩室、肠道寄生虫病、克罗恩病等。

（1）肿瘤：小肠的长度约占整个消化道的 75%，但仅 2% 的胃肠道肿瘤起源于小肠，小肠的良性肿瘤、恶性肿瘤均可导致小肠出血。

（2）血管疾病：引起小肠出血的血管病变包括血管畸形、血管发育不良、血管扩张、血管瘤、肠系膜上动脉血栓形成、肠系膜静脉血栓形成等，其中以血管畸形、血管发育不良、血管扩张及血管瘤报道较多。

（3）炎症性病变，包括小肠非特异性炎症、小肠结核、嗜

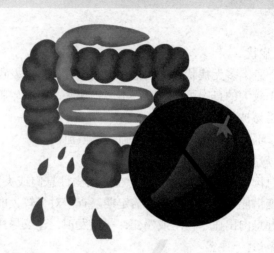

酸细胞性肠炎、急性出血性坏死性小肠炎、肠伤寒、小肠黏膜糜烂或溃疡等。

（4）Meckel 憩室、多发性小肠憩室均可引起小肠出血。

（5）克罗恩病是临床上较常见的疾病，同时也是小肠出血的病因之一。

（6）小肠钩虫病、粪类圆线虫病均可以引起小肠出血。

2. 症状

小肠出血的症状常缺乏特异性，出血呈褐色、黑色、暗红或鲜红色便。恶性病变者可伴腹块、腹痛、消瘦、发热、黄疸等。

3. 应急措施

当出现不明原因的反复呕血、黑便时应及时到医院就诊，期间应禁食禁水，患者常合并贫血，容易出现乏力，头晕。当出现体位变动时，避免出现晕倒。

第四节　腹水

当腹腔内游离液体积聚＞300 ml 时称为腹水，又称腹腔积液。

1. 常见原因

腹水的病因多样，肝硬化门静脉高压是腹水形成的最主要病因，占所有腹水成因的 75%，其余为恶性肿瘤（10%）、心力衰竭（3%）、结核（2%）、胰腺癌（1%）或其他少见原因。约 5% 患者具有混合性因素，如腹膜结核合并肝硬化，酒精性肝病合并酒精性心肌病。

2. 症状

腹水的症状有不同程度的腹胀、食欲缺乏、少尿，严重者可有腹痛、呼吸困难、活动受限等。体征包括：直立时下腹部饱满，仰卧时腹部饱满、隆起或两腰膨隆呈蛙腹状；脐至剑突下距离明显增大，脐至耻骨联合距离缩短；腹壁白纹、紫纹；腹壁、下肢或全身凹陷性水肿。叩诊移动性浊音阳性或有波动感提示腹水已达 1500 ml 以上。大量腹水可并发脐疝、腹股沟疝、股疝、切口疝、膈疝，亦可并发胸腔积液和自发性腹膜炎。

3. 应急措施

（1）严格控制钠盐及水的摄入量。

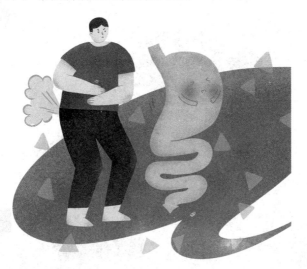

（2）使用利尿药加速水分排出。

（3）饮食以优质蛋白质为主。

（4）当大量腹腔积液影响到患者的呼吸或患者腹胀症状重而难以忍受时，可及时到医院就诊采取放腹腔积液治疗，以减轻症状。

第五节　腹部外伤

● 一、肠破裂该如何急救？

1. 常见原因

小肠破裂是由直接暴力和间接暴力所致，主要见于腹部钝器伤、由高处坠落，或者突然减速等造成的空回肠破裂。

外伤性损害一般可分为闭合性肠损伤、开放性肠损伤及医源性肠损伤。

2. 症状

（1）早期会有腹痛、腹胀、发热。并可伴有恶心呕吐、血

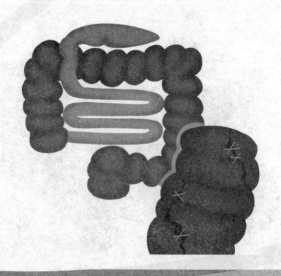

便等。

（2）后期肠内容物溢出，会出现腹膜炎体征，如腹肌紧张、全腹压痛、反跳痛，移动性浊音结果为阳性，肠鸣音减弱或消失。

（3）休克：严重者在原发症状体征为主的情况下出现轻度兴奋征象，如意识尚清，但烦躁焦虑，精神紧张，面色、皮肤苍白，口唇甲床轻度发绀，心率加快，呼吸频率增加，出冷汗，脉搏细速，血压可骤降，也可略降，也可正常或稍高，脉压缩小，尿量减少的表现。

3. 应急措施

当有明确的腹部外伤史出现剧烈腹痛，部分出现休克的表现时应立即送往医院就诊。转运过程中尽量让患者平卧，部分患者出现口渴时不应喂水，此时应该禁食、禁水。

● 二、出车祸时被方向盘撞至肝破裂怎么办？

肝破裂是腹部创伤中的常见病，右肝破裂较左肝为多。肝位于右侧膈下和季肋深面，容易受到外来暴力或锐器刺伤而引起破裂出血。在肝脏因病变而肿大时，受外力作用时更易受伤。肝损伤后常有严重的出血性休克，并因胆汁漏入腹腔，引起胆汁性腹膜炎和继发感染。

1. 常见原因

肝破裂多因肝病变后受到外力作用或外伤引起。脾破裂除了与肝脏相同的原因以外，还有可能自发性破裂，常是病理性肿大的脾因剧烈咳嗽、打喷嚏或突然体位改变等原因引起，但并不常见。

2. 症状

（1）被膜下肝破裂：仅有右上腹痛，可向右肩背部放射，肝浊音界扩大。

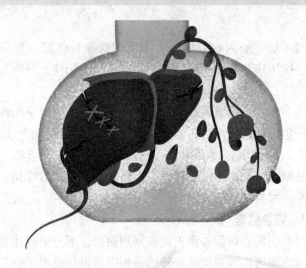

（2）完全性肝破裂：表现为出血性休克，因血液、胆汁流入腹腔、腹膜刺激征较明显，出现腹痛、腹肌紧张、压痛、反跳痛；有移动性浊音，肠鸣音消失，腹部可抽出混有胆汁的血液。

（3）偶尔血液经胆道进入消化道，可出现呕血或柏油便。

3. 应急措施

当右上腹外伤后出现血压下降伴随意识模糊的情况时警惕出现内脏内出血应及时到医院就诊，若有腹部开放性伤口建议用干净的布料覆盖，转运途中随时关注患者的意识变化，禁食、禁水，出现血压测不出时，给予心肺复苏。

● **三、撞击后左侧腹痛要警惕哪种疾病？**

脾是一个血供丰富而质脆的实质性器官，被与其包膜相连的诸韧带固定在左上腹的后方，有下胸壁、腹壁和膈肌的保护。外伤暴力很容易使其破裂引起内出血。脾是腹部内脏中最容易受损伤的器官，发生率占各种腹部损伤的20%～40%，已有病理改变（门静脉高压症、血吸虫病、疟疾、淋巴瘤等）的脾更容易损伤破裂。

1. 常见原因

（1）外伤性破裂：由外界暴力的作用引起。

（2）自发性破裂：由病理性肿大的脾脏因剧烈咳嗽、打喷嚏或突然体位改变等原因引起。

2. 症状

脾破裂的临床表现以内出血和血液对腹膜引起的刺激为主，病情与出血量和出血速度密切相关。出血量大且速度快的脾破裂很快就出现低血容量性休克，病情危急；出血量少而慢者症状轻微，除左上腹轻度疼痛外，无其他明显体征，不易诊断。随时间的推移，出血量越来越多，出现休克前期表现，继而发生休克。血液对腹膜的刺激出现腹痛，始于左上腹，慢慢涉及全腹，仍以左上腹明显，同时腹部有压痛、反跳痛和腹肌紧张。有时因血液刺激左侧膈肌而出现左肩牵涉痛，深呼吸时疼痛加重，此即 Kehr 征。实验室检查发现红细胞、血红蛋白和血细胞比容进行性降低，提示有内出血。

3. 应急措施

左侧腹部外伤后出现剧烈腹痛要警惕内脏出血，应及时到

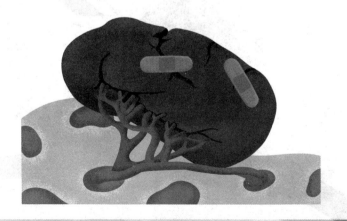

医院就诊，生活中还要注意在外伤后一段时间内突发出现腹痛，警惕延迟性出血的情况。

第六节 腰痛

● 一、搬东西扭伤了腰怎么办？

急性腰扭伤是一种常见的腰痛病，是指腰部肌肉、筋膜、韧带、椎间小关节、腰骶关节的急性损伤，多数因姿势不正或突然遭受外力闪挫、撞击所致。本病多发于青壮年体力劳动者、长期弯腰工作者和缺乏锻炼者。

1. 常见原因

（1）外伤：常因搬运重物等腰骶部体位姿势不当、二人共同抬重物时配合不善、生活中不慎跌倒导致。

（2）无明显外伤：常因突然间的扭转、弯腰和挺腰等突然间体位改变，如生活中弯腰扫地、刷牙洗脸、挂窗帘、踏空、取物、咳嗽、打喷嚏、舞蹈及武术等练功表演时导致。

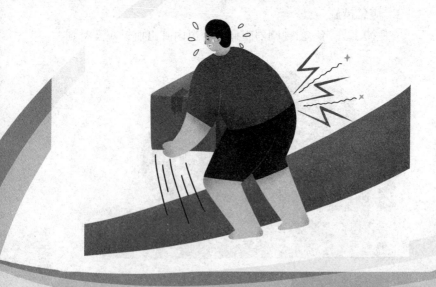

（3）腰部疲劳：常因姿势不良、久坐、长时间弯腰劳作或腰部受震荡等导致。

（4）腰椎后关节突变：椎间盘和腰椎后关节退变及韧带、关节囊等支持结构松弛致椎间关节活动度增加，常因在某一运动时出现腰椎后关节不稳而发生脱位所导致。

（5）解剖生理变异：腰骶部解剖结构异常或女性内分泌改变（经期、妊娠、产后或哺乳期女性因全身激素因素致韧带、关节囊松弛）等导致。

2. 症状

骶棘肌或腰背筋膜自起止点处撕裂、断裂、腰椎后关节紊乱，腰部疼痛、腰部呈前倾强迫位、痛苦表情而行走困难，较重者表现为腰部僵直剧痛，轻微的活动甚至说话、呼吸等都感到腰痛难忍，表情极其痛苦，活动和行走受限。

3. 应急措施

当出现腰部扭伤后应首先停止当下的活动，以一定的姿势缓解疼痛，尽快到医院就诊明确诊断，避免自行盲目使用膏药或镇痛药耽误病情，出现症状时不建议自行按摩或继续负重，建议到正规医院接受治疗。

二、腰部剧痛还出疹子是怎么回事？

带状疱疹是由水痘 - 带状疱疹病毒感染引起的急性感染性皮肤病。对此病毒无免疫力的儿童感染后发生水痘，部分患者被感染后成为带病毒者而不发生症状。本病好发于成人，春秋季节多见。发病率随年龄增长而呈显著上升。

1. 常见原因

水痘 - 带状疱疹病毒经呼吸道黏膜进入血液形成病毒血症，发生水痘或呈隐性感染，以后病毒可长期潜伏在脊髓后根神经节或脑神经感觉神经节内。

当机体受到某种刺激（如创伤、疲劳、恶性肿瘤或病后虚弱等）导致机体抵抗力下降时，潜伏病毒被激活，沿感觉神经轴索下行到达该神经所支配区域的皮肤内复制产生水疱，同时受累神经发生炎症、坏死，产生神经痛。本病愈后可获得较持久的免疫，故一般不会再发。

2. 症状

（1）典型表现：发疹前可有轻度乏力、低热、食欲缺乏等全身症状，患处皮肤自觉灼热感或者神经痛，触之有明显的痛觉敏感，持续1～3天，亦可无前驱症状即发疹。好发部位依次为肋间神经、颈神经、三叉神经和腰骶神经支配区域。患处常首先出现潮红斑，很快出现粟粒至黄豆大小的丘疹，簇状分布而不融合，继之迅速变为水疱，疱壁紧张发亮，疱液澄清，外周绕以红晕，各簇水疱群间皮肤正常；皮损沿某一周围神经呈带状排列，多发生在身体的一侧，一般不超过正中线。神经痛为本病特征之一，可在发病前或伴随皮损出现，老年患者的神经痛症状常较为剧烈。病程一般2～3周，水疱干涸、结痂脱落后留有暂时性淡红斑或色素沉着。

（2）特殊表现

1）眼带状疱疹：系病毒侵犯三叉神经眼支，多见于老年

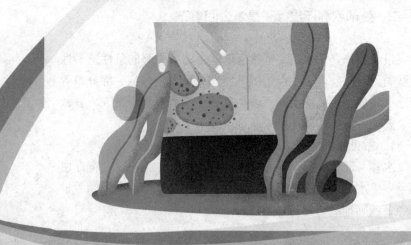

人，疼痛剧烈，可累及角膜形成溃疡性角膜炎。

2）耳带状疱疹：系病毒侵犯面神经及听神经所致，表现为外耳道或鼓膜疱疹。膝状神经节受累同时侵犯面神经的运动和感觉神经纤维时，可出现面瘫、耳痛及外耳道疱疹三联征，称为拉姆齐·亨特综合征。

3）带状疱疹后遗神经痛：带状疱疹常伴有神经痛，在发疹前、发疹时及皮损痊愈后均可发生，但多在皮损完全消退后或1个月内消失，少数患者神经痛可持续超过1个月，称为带状疱疹后遗神经痛。

4）其他不典型带状疱疹：与患者机体抵抗力差异有关，可表现为顿挫型（不出现皮损仅有神经痛）、不全型（仅出现红斑、丘疹而不发生水疱即消退）、大疱型、出血性、坏疽型和泛发型（同时累及2个以上神经节产生对侧或同侧多个区域皮损）；病毒偶可经血液播散产生广泛性水痘样疹并侵犯肺和脑等器官，称为播散型带状疱疹。

3. 应急措施

（1）侧腰背痛过电样皮肤触痛时要及时到医院就诊。

（2）当出现疱疹时，避免挠抓，皮肤渗出明显保持局部的卫生避免感染细菌；疼痛明显时可口服镇痛药，不建议自行外用膏药等，有条件时可局部家庭理疗。

（3）饮食要均衡，保证充足睡眠和适度锻炼，增强机体抵抗力。

● **三、腰痛还腿麻是得了什么病？**

腰椎间盘突出常见引起腰痛和腿麻，主要是因为腰椎间盘各部分（髓核、纤维环及软骨板），尤其是髓核，有不同程度的退行性改变后，在外力因素的作用下，椎间盘的纤维环破裂，髓核组织从破裂之处突出（或脱出）于后方或椎管内，导致相邻脊神经根遭受刺激或压迫，从而产生腰部疼痛，一侧下肢或双下肢麻木、疼痛等一系列临床症状。腰椎间盘突出症以腰 4~腰 5、腰 5~骶 1 发病率最高，约占 95%。

1. 常见原因

（1）腰椎间盘的退行性改变是基本因素：髓核的退变主要表现为含水量的降低，并可因失水引起椎节失稳、松动等小范围的病理改变；纤维环的退退主要表现为坚韧程度的降低。

（2）损伤：长期反复的外力造成轻微损害，加重了退变的程度。

（3）椎间盘解剖因素：椎间盘在成年之后逐渐缺乏血液循环，修复能力差。在上述因素作用的基础上，某种可导致椎间盘所承受压力突然升高的诱发因素，即可能使弹性较差的髓核穿过已变得不太坚韧的纤维环，造成髓核突出。

（4）遗传因素：腰椎间盘突出症有家族性发病的报道。

（5）腰骶先天异常：包括腰椎骶化、骶椎腰化、半椎体畸形、小关节畸形和关节突不对称等。上述因素可使下腰椎承受的应力发生改变，从而构成椎间盘内压升高和易发生退

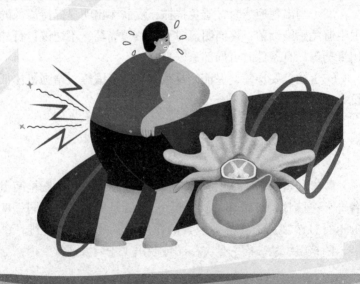

变和损伤。

（6）诱发因素：在椎间盘退行性变的基础上，某种可诱发椎间隙压力突然升高的因素可致髓核突出。常见的诱发因素有增加腹压、腰姿不正、突然负重、妊娠、受寒和受潮等。

2. 症状

（1）腰痛：是大多数患者最先出现的症状，发生率约91%。

（2）下肢放射痛：典型坐骨神经痛是从下腰部向臀部、大腿后方、小腿外侧直到足部的放射痛，在喷嚏和咳嗽等腹压增高的情况下疼痛会加剧。放射痛的肢体多为一侧，仅极少数表现为双下肢症状。

（3）马尾神经症状：主要表现为大、小便障碍，会阴和肛周感觉异常。严重者可出现大小便失控及双下肢不完全性瘫痪等症状，临床上少见。

3. 应急措施

初次发作时，应严格卧床休息，强调大、小便均不应下床或坐起。卧床休息3周后可以在佩戴腰围的保护下起床活动，3个月内不做弯腰持物动作。疼痛缓解后，应加强腰背肌锻炼，以减少复发的概率。不建议自行按摩推拿，对于症状严重影响工作、休息时应到医院就诊。

● **四、腰痛还尿血是得了什么病？**

尿路结石是泌尿外科的常见病之一，在泌尿外科住院患者中占居首位，根据发生部位可分肾结石、输尿管结石、膀胱结石和尿道结石。我国尿路结石发病率为1%～5%，南方高达5%～10%。根据结石的成分分为草酸钙结石（最常见）、磷酸盐、尿酸盐、碳酸盐结石及胱氨酸结石（罕见，家族性遗传性疾病所致）。

1. 常见原因

年龄、性别、种族、遗传、环境因素、饮食习惯和职业均对结石的形成有很大影响。常见的病因有以下 4 个方面。

（1）身体的代谢异常：尿液酸碱度的改变；甲状旁腺功能亢进、维生素 D 中毒、肿瘤等疾病导致高钙血症及高钙尿症，维生素 C 的过量摄入等导致高草酸尿症等。

（2）尿路梗阻、异物：尿路生理性狭窄，前列腺增生、泌尿系肿瘤等引起的病理性狭窄、尿液滞留，均促进结石的形成；而结石本身也是尿路中的异物，后者会加重梗阻与感染的程度。

（3）感染：尿路梗阻、机体免疫力低下、女性尿道生理结构短而宽等因素都会增加尿路感染概率，感染同时又会促进结石的形成。

（4）药物：氨苯蝶啶、磺胺等药物因在尿液中浓度高而溶解度低而成为结石成分，而乙酰唑胺、维生素 D、维生素 C 和皮质激素等可诱发结石形成。

2. 症状

肾结石的临床表现包括疼痛（肾绞痛）、血尿，恶心、呕吐，尿频、尿急、尿痛；继发急性肾盂肾炎或肾积脓时可有畏寒、寒战、发热；结石致肾积水上腹部可扪及包块；双侧结石致梗阻可致急性肾衰竭，表现为无尿。

尿常规结果显示可见红细胞增多，伴感染可见白细胞升高。

腹部超声及 X 线 /CT 检查等影像学检查可明确结石存在与否及结石位置。

3. 应急措施

当突发一侧腰痛伴血尿时，应及时到医院就诊，部分老年人早期症状不典型，可出现少尿，高热等，要及时发现并早日到医院明确诊断。

4. 肾结石的预防

因肾结石的发病率及复发率均很高，采取适当的措施预防就显得尤为重要。

（1）大量饮水。

（2）调节饮食：高钙摄入者需减少牛奶、奶制品、豆制品、巧克力、坚果等食物的摄入；草酸盐结石者因限制浓茶、菠菜、番茄、芦笋、花生等食物的摄入；高尿酸者需避免动物内脏等高嘌呤食物摄入。

（3）其他：明确结石性质者，如草酸盐结石，可口服维生素 B_6、氧化镁；尿酸结石可口服别嘌醇和碳酸氢钠；解除尿路梗阻、异物，避免感染。

（朱娅楠　刘亚楠　徐瑞明　郭树彬）

第四章　盆腔急症

第一节 尿频、尿急、尿痛

尿频、尿急、尿痛多由尿路感染引起。尿路感染是肾、输尿管、膀胱、尿道等泌尿系统各个部位感染的总称。按照感染部位可分为上尿路感染和下尿路感染。尿路感染是仅次于呼吸道和消化道感染的疾病，是人类健康所面临的最严重的威胁之一。

1. 常见原因

尿路感染的最常见细菌为大肠埃希菌，细菌进入膀胱引起膀胱炎后，可影响膀胱输尿管连接处的功能，导致膀胱输尿管

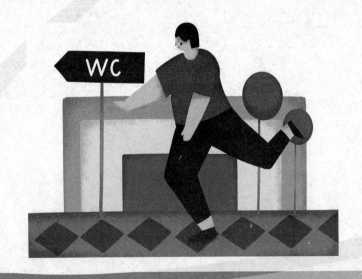

反流，促使感染尿液逆流而上。尿路梗阻、留置尿管等情况下会削弱宿主的防御机制，更容易导致感染的发生或蔓延。年轻女性性生活活跃或近期有性生活，是独立的危险因素；其他潜在的危险因素包括应用避孕药物节育、性生活后未及时排尿、穿紧身内裤、排便后的卫生习惯、使用盆浴等。

2. 症状

（1）急性单纯性膀胱炎：发病突然，女性患者多与性活动有关，主要表现为尿频、尿急、尿痛、耻骨上膀胱区或会阴部不适、尿道烧灼感，尿频程度不一，严重者几分钟排尿一次。尿液浑浊，尿液中有白细胞，常见终末血尿，有时为全程血尿甚至血块。一般无全身症状，体温正常或仅有低热。

（2）急性单纯性肾盂肾炎：尿频、尿急、尿痛、血尿、排尿困难，患侧或双侧腰部胀痛，可伴有寒战、高热、头痛、恶心呕吐、食欲缺乏等，常伴白细胞计数增高或红细胞沉降率增快。

（3）无症状性菌尿：为一种隐匿性尿路感染，多见于老年女性和妊娠期女性，发病随年龄增长而增加，患者无任何尿路感染症状。

3. 应急措施

消灭病原菌，缓解症状，防止肾功能损害及感染的扩散。多饮水、口服碳酸氢钠，减轻膀胱刺激征，此外，也可采用膀胱区热敷、热水坐浴等。对于长期使用尿管的老年患者要观察尿袋中尿液的颜色，定期更换尿袋。对于长期卧床失禁的老年人注意会阴处的清洁，做好家庭护理。

第二节 尿血

- **一、尿血是怎么回事？**

尿路结石是泌尿外科常见病，是泌尿系统各部位结石病的总称，根据部位不同，可分为肾结石、输尿管结石、膀胱结石、尿道结石。男性发病多于女性。

1. 常见原因

尿路结石形成的因素很多，年龄、性别、种族、遗传、环境因素、饮食习惯和职业对尿路结石的形成影响很大。身体的代谢异常、尿路梗阻、感染、异物和药物的使用是结石形成的常见原因。

2. 症状

肾结石在原发部位静止时，往往无症状，或者仅有腰腹部坠胀感。肾结石的位置发生变化，如落入输尿管内，或者膀胱结石进入尿道内可引起腰腹部绞痛，难以忍受，称为"肾绞痛"，可伴有恶心、呕吐，严重者可继发感染出现发热或影响肾功能，需及时就诊。

3. 应急措施

对症治疗包括多饮水、口服尿石通等中成药或口服枸橼酸氢钾钠、碳酸氢钠碱化尿液等，此外，适度运动也可协助排石。当出现腰痛伴血尿时应及时到医院就诊。

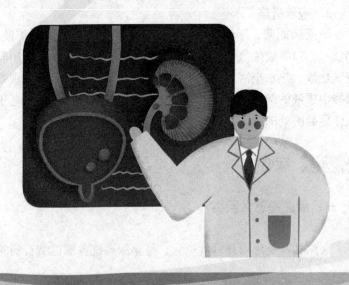

● 二、不小心把"命根子"卡伤了怎么办？

男性尿道以尿生殖膈为界分为前、后尿道，后尿道包括前列腺部和膜部。

1. 常见原因

（1）后尿道损伤：男性后尿道位置相对固定，易受外力发生损伤。致伤原因主要为骨盆骨折引起的尿道损伤。

1）钝性损伤：主要为骨盆骨折所致，常由交通事故、高空坠落、工业事故等造成。

2）穿通损伤：如枪伤、刀刺伤等。

（2）前尿道损伤

1）钝性损伤：绝大多数前尿道损伤主要由跌落、打击或交通意外引起，但很少伴有骨盆骨折，其中以骑跨伤较为常见。致伤原因为会阴部遭到撞击或会阴部撞击到硬物上，将球部尿道挤压在耻骨联合下缘所致。

2）开放性损伤：主要见于枪伤，阴茎部尿道和球部尿道的发生率相似。可伴有睾丸或直肠的损伤。

3）性交时损伤：性交时阴茎海绵体折断伤的患者会伴有尿道海绵体的损伤。

4）缺血性损伤：一些使用阴茎夹控制尿失禁的截瘫患者由于阴茎感觉的降低和缺失会引起阴茎和尿道的缺血性损害。

2. 症状

大多数患者有生殖器损伤、会阴部外伤、骨盆骨折或医源性损伤病史。

（1）尿道外口出血：尿道出血程度和尿道损伤严重程度不一定一致。如尿道黏膜挫伤或尿道壁小部分撕裂可伴发大量出血，而尿道完全断裂也可能仅有少量出血。

（2）排尿困难或尿潴留：轻度挫伤可无排尿困难，严重

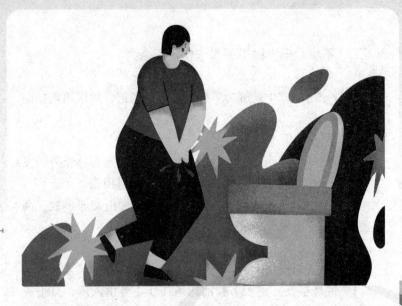

挫伤可表现为排尿困难或尿潴留。尿道完全断裂者可表现为尿潴留。

（3）疼痛：受伤时局部疼痛及压痛。

（4）局部血肿：骑跨伤时在会阴部和阴囊部可出现血肿、皮下瘀斑、肿胀等。

（5）尿外渗：尿道破裂或断裂后可发生尿外渗，尿外渗的范围因损伤的部位不同而各异。

（6）休克：严重尿道损伤，特别是骨盆骨折后尿道断裂或合并其他内脏损伤者，常发生休克，其中后尿道损伤合并休克者为 40% 左右。

3. 应急措施

尿道损伤的处理原则为防治休克、感染及并发症，引流外渗尿液，争取早期恢复尿道的连续性。因处理较专业，建议及时就医。

第三节　下腹痛

● 一、年轻姑娘突发下腹剧痛伴阴道出血要警惕什么情况?

正常的妊娠,应该是精子和卵子在输卵管相遇而结合形成受精卵,然后游向子宫,在子宫腔着床发育成胎儿。如果由于某种原因,受精卵在子宫腔以外的地方"安营扎寨",便是宫外孕(即异位妊娠)。

宫外孕是指所有发生在子宫腔以外的妊娠。而临床上宫外孕泛指受精卵在正常着床部位以外的妊娠,还包括子宫颈妊娠、子宫肌壁间妊娠、子宫角妊娠等,因此宫外孕的含义更广。宫外孕可发生在输卵管、卵巢、腹腔、阔韧带等处,其中以输卵管妊娠最常见,占发病数90%～95%。受精卵在输卵管妊娠是难以持久的,在停经后1～2个月,逐渐长大的受精卵就会撑破输卵管,造成大出血,引起休克,甚至危及生命。因此,宫外孕是妇产科常见的一种危险的急腹症。

1. 常见原因

(1)输卵管炎症:可分为输卵管黏膜炎和输卵管周围炎,两者均为输卵管妊娠的常见病因。输卵管黏膜炎严重者可引起管腔完全堵塞而致不孕。输卵管周围炎病变主要在输卵管的浆膜层或浆肌层,常造成输卵管周围粘连、输卵管扭曲、管腔狭窄,管壁肌蠕动减弱,影响受精卵的运行。

(2)输卵管发育不良或功能异常:输卵管发育不良常表现为输卵管过长、肌层发育差、黏膜纤毛缺乏。输卵管功能受雌、孕激素的调节,若调节失败,将影响受精卵的正常运行。

(3)输卵管妊娠史:曾患过输卵管妊娠的女性,经过手术治疗痊愈后,再次发生输卵管妊娠的可能性较大。

（4）放置宫内节育器：使用节育器本身并不增加宫外孕的发生率，但若女性因节育器避孕失败而受孕时，发生宫外孕的概率较大。

（5）受精卵游走：卵子在一侧输卵管受精，受精卵经子宫腔或腹腔进入对侧输卵管称受精卵游走。移行时间过长，受精卵发育增大，即可在对侧输卵管内着床形成输卵管妊娠。

（6）疾病原因：输卵管周围肿瘤如子宫肌瘤或卵巢肿瘤的压迫，有时影响输卵管管腔通畅，使受精卵运行受阻。子宫内膜异位症可增加受精卵着床于输卵管的可能性。

（7）多次人工流产：反复、频繁地人工流产，会导致子宫内膜创伤，胚胎不易在子宫腔内着床，就会转移到别的地方着床，即发生宫外孕。

（8）不良生活习惯：吸烟、酗酒、服用促排卵药物等都可增加宫外孕的发生率。

2. 症状

没有发生流产或破裂的宫外孕，其症状常不典型。而典型的宫外孕可归纳为三大症状，即：停经、腹痛、阴道出血。

（1）停经：月经过期，有时伴有厌食、恶心等早孕反应，

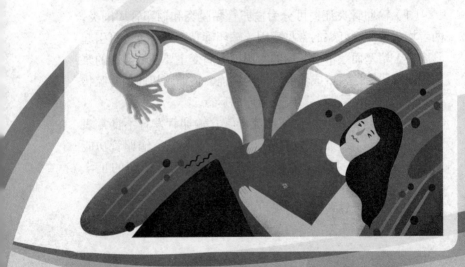

提示已妊娠。

（2）腹痛：下腹突然有隐痛或酸胀、坠痛，有时呈剧痛，持续或反复发作，可伴有恶心、呕吐、肛门下坠等不适，严重时患者面色苍白，出冷汗，四肢发冷，甚至晕厥、休克。

（3）阴道出血：部分患者有不规则阴道出血，一般少于月经量，注意千万不要将此误认为月经。

3. 应急措施

对于早孕女性，尤其是有宫外孕高危因素的人群，如果突发下腹痛，要考虑到宫外孕破裂的可能，应及时送医或拨打急救电话。如果还伴随出血，在等待救援时，应让孕妇平躺，头低足高以防止出血过多，还要盖上衣物或被褥保暖。如果距医院较远，可依据条件给予补充血容量再运送，或者酌情应用止血药物。到达医院确诊后，通常要施行急诊剖腹手术。

临床更常见的是早期未破裂型宫外孕，单靠症状很难确定，对于早孕女性，常规进行 B 超检查和血人绒毛膜促性腺激素测定，可以早期确定妊娠部位。所以，育龄期女性停经，有妊娠可能的，应该尽早进行辅助检查，确定妊娠部位，80%的宫外孕可以在未破裂前得到诊断。

4. 宫外孕的预防

（1）选择双方心情和身体状况俱佳的时机妊娠。如暂不考虑做母亲，就要做好避孕。有效的避孕措施可以从根本上杜绝宫外孕的发生。

（2）及时治疗生殖系统疾病。炎症是造成病理性输卵管狭窄的罪魁祸首，人工流产等子宫腔操作更是增加了炎症和子宫内膜损伤的概率，进而导致输卵管粘连狭窄，增加了宫外孕的可能性。子宫肌瘤、子宫内膜异位症等生殖系统疾病也都可能改变输卵管的形态和功能。及时治疗这些疾病都可以减少宫外孕的发生。

（3）尝试体外受孕。如果曾经有过一次宫外孕，那么再次出现宫外孕的可能性足以摧毁女性做母亲的信心，因此可以选择体外受孕，精子和卵子在体外顺利"成亲"后，受精卵可以被送回母体的子宫安全孕育。

（4）注意经期、产期和产褥期的卫生，防止生殖系统感染。

● 二、中年女性突发下腹绞痛是什么情况？

卵巢囊肿属广义上的卵巢肿瘤的一种，卵巢肿瘤是女性生殖器常见肿瘤，有各种不同的性质和形态，可以发生于一侧或双侧、可呈囊性或实性、良性或恶性，其中以卵巢囊性最为多见，有一定的恶性比例。卵巢囊肿蒂扭转是指供应卵巢囊肿的血管发生了扭曲，使卵巢囊肿缺血，甚至坏死破裂，引起剧烈腹痛。当扭转蒂部自然复位或肿瘤完全坏死时，腹痛可减轻或消失。各种年龄均可患病，卵巢囊肿蒂扭转为常见的妇科急腹症。但以 20～50 岁最多见。蒂扭转一经确诊，应尽快行剖腹手术。

1. 常见原因

（1）遗传因素：据统计，20%～25% 的卵巢肿瘤患者有家

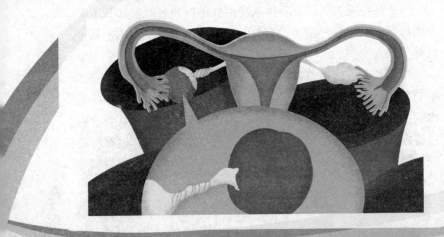

族史。

（2）内分泌因素：卵巢是排卵、分泌性腺激素的重要器官，卵巢肿瘤多发生于生育年龄。临床上很多卵巢囊肿患者和多囊卵巢综合征患者的基本病理生理改变是卵巢产生过多雄激素，而雄激素的过量产生是由于体内多种内分泌系统功能异常协同作用的结果。

（3）生活方式因素：长期的饮食结构、生活习惯不好、心理压力过大，可以出现生理性卵巢囊肿和卵巢真性肿块。

（4）环境因素：食物的污染，如蔬菜等使用的植物生长激素，如家畜家禽等配方饲养中瘦肉精类的激素成分。近年来，我国随着生活水平的提高及饮食习惯的变化，以及一部分中青年女性滥用诸如丰乳、减肥及减缓衰老等的激素类药物和滋补品，使卵巢肿瘤呈高发性、年轻化趋势。

2. 症状

（1）当仅有卵巢囊肿时，临床表现包括以下 3 个方面。

1）腹围增粗、腹内包块：这是患者最常有的现象。患者觉察自己的衣服或腰带显得紧小，方才注重到腹部增大，或者在晨间偶然察觉，因而自己按腹部而发现腹内有包块，可以出现腹胀不适。

2）月经紊乱少见：一侧卵巢甚至双侧卵巢囊肿，由于并不破坏所有的正常卵巢组织，故多半不引起月经紊乱。一部分卵巢囊肿使盆腔的血管分布改变，引起子宫内膜充血，发生子宫出血，或者由于卵巢恶性囊肿直接转移至子宫内膜，也可以发生子宫出血。

3）压迫症状：巨大的卵巢囊肿可因压迫横膈而引起呼吸困难及心悸，卵巢囊肿合并大量腹水者也可引起此种症状。

（2）卵巢蒂扭转：有盆腔或附件包块史的患者突发一侧下腹剧痛，多系蒂发生扭转，偶或为囊肿破裂、出血或感染时发生卵巢蒂扭转。

3. 应急措施

因卵巢囊肿蒂扭转多发生在患者突然改变体位时，或者妊娠期、产褥期子宫大小，位置改变时。因此，有盆腔或附件包块史的患者或孕妇，产妇突发一侧下腹剧痛，应该怀疑卵巢囊肿蒂扭转。平卧制动，尽快就医。

卵巢囊肿可以预防，应定期做妇科检查，早发现、早诊断、早治疗，若发现卵巢有异常而不能确诊者，必须定期随访。

● 三、女性下腹总有坠痛是怎么回事？

盆腔炎即盆腔炎症性疾病，是指女性盆腔生殖器、子宫周围的结缔组织及盆腔腹膜的炎症，包括子宫内膜炎、输卵管炎、输卵管卵巢脓肿和盆腔腹膜炎。按其发病过程、临床表现可分为急性与慢性 2 种。多数急性盆腔炎患者是因疼痛而就诊。慢性盆腔炎症往往是急性期治疗不彻底迁延而来，其发病时间长，病情较顽固，因细菌逆行感染，通过子宫、输卵管而到达盆腔。

1. 常见原因

（1）产后或流产后感染：分娩后产妇体质虚弱，宫颈口因有恶露流出，未及时关闭，子宫腔内有胎盘的剥离面，或者分娩造成产道损伤，或者有胎盘、胎膜残留等，以及产后过早有性生活，病原体侵入子宫腔内，容易引起感染；自然流产、药物流产过程中阴道出血时间过长，或者有组织物残留于子宫腔内，以及人工流产手术无菌操作不严格等均可以发生流产后感染。

（2）子宫腔内手术操作后感染：如放置或取出宫内节育环、刮宫术、输卵管通液术、子宫输卵管造影术、宫腔镜检查、黏膜下子宫肌瘤摘除术等，由于术前有性生活或手术消毒不严格或术前适应证选择不当，手术后急性感染发作并扩散；患者手术后不注意个人卫生，或者术后不遵守医嘱，同样

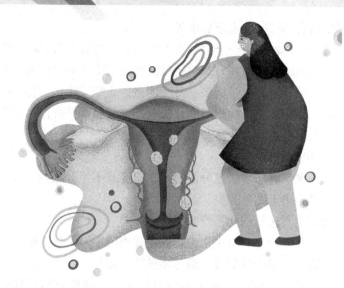

可使细菌上行感染，引起盆腔炎。

（3）卫生不良：不注意经期卫生，使用不洁的卫生巾和护垫、经期盆浴、经期性交等均可使病原体侵入而引起炎症。

（4）邻近器官的炎症直接蔓延：最常见的是阑尾炎、腹膜炎时，由于它们与女性内生殖器毗邻，炎症可以通过直接蔓延，引起盆腔炎症；患慢性宫颈炎时，炎症也可通过淋巴循环，引起盆腔结缔组织炎。

（5）盆腔炎性疾病再次急性发作：盆腔炎性疾病所致的盆腔广泛粘连、输卵管损伤、输卵管防御能力下降，容易造成再次感染，导致急性发作。

2. 症状

（1）急性盆腔炎患者体温高，心率快，下腹部有肌紧张、压痛及反跳痛，阴道有大量脓性分泌物，穹窿有明显触痛，子宫及双附件有压痛、反跳痛，或一侧附件增厚。可能伴寒战、高热、头痛、食欲缺乏。压迫膀胱可出现尿频、尿痛、排尿困难；压迫直肠可出现里急后重等。

（2）慢性盆腔炎全身症状多不明显，主要表现为下腹部坠胀、疼痛及腰骶部酸痛，有时还可能伴肛门坠胀不适，由于盆腔淤血，患者可有白带增多、月经增多、痛经等症状。有时可有低热，易感疲乏，病程时间较长者，部分患者可有神经衰弱症状。妇科检查时有子宫颈抬举痛。

3. 应急措施

当出现下腹痛、阴道分泌物增多。伴或不伴有发热，就应该怀疑是否患上了盆腔炎，及时就医。

治疗主要包括药物治疗和手术治疗。

（1）药物治疗：抗生素为急性盆腔炎的主要治疗措施，包括静脉输液、肌内注射或口服等多种给药途径。

（2）手术治疗：有肿块如输卵管积水或输卵管卵巢囊肿可行手术治疗；存在小的感染灶，反复引起炎症发作者宜手术治疗。

4. 盆腔炎的预防

（1）注意个人卫生：杜绝各种感染途径，保持会阴部清洁、干燥，每晚用清水清洗外阴，做到专人专盆，切不可用手掏洗阴道内，也不建议用热水和肥皂水等洗外阴。患有盆腔炎时白带量多，质黏稠，所以要勤换内裤，不穿紧身、化纤质地内裤。

（2）敏感时期忌性生活：月经期、人工流产术后及上、取环等妇科手术后阴道出血，一定要禁止性生活，禁止游泳、盆浴、洗桑拿浴，要勤换卫生巾，因此时机体抵抗力下降，致病菌易侵入，造成感染。发热患者在退热时一般出汗较多，要注意保暖，保持身体的干燥。较多出汗后给予更换衣裤，避免吹空调或直吹对流风。

（3）注意自我检查，早发现，早治疗：及时治疗下生殖道感染，要注意观察白带的量、质、色、味。白带量多、色黄质稠、有臭秽味者，说明病情较重，如白带由黄转白（或浅黄），量由多变少，气味趋于正常（微酸味）说明病情有所好转。被诊为急性或亚急性盆腔炎患者，一定要遵医嘱积极配合治疗。患者一定要卧床休息或取半卧位，以利于炎症局限化和分泌物的排出。急性或亚急性盆腔炎患者要保持大便通畅。

（4）规范合理用药：有些患者因下体稍感不适，就自服抗生素，长期服用可以出现阴道内菌群紊乱，而引起阴道分泌物增多，呈白色豆渣样白带，应即到医院就诊，排除真菌性阴道炎。

第四节 尿失禁

尿失禁也称张力性尿失禁，是指在腹压增加时出现的不自主排尿。在尿动力学检查时表现为充盈性膀胱测压时，在腹压增加而无逼尿肌收缩的情况下出现不随意漏尿，即为压力性尿失禁。

1. 常见原因

压力性尿失禁可发生在任何年龄，但以肥胖中年经产妇为多。女性尿失禁是女性的常见病和多发病，目前据全球统计，患病率接近 50%，35%～45% 女性有不同程度的尿失禁症状，严重尿失禁的约为 7%，其中约 50% 为压力性尿失禁。且随着年龄增长，发病率增高。

男性下尿路解剖结构与女性不同，自然发生压力性尿失禁极其罕见，一般见于良性前列腺增生术后（发生率＜1%）和前列腺癌根治术后（发生率 8%～40%）。

压力性尿失禁的发病因素有很多，几个原因相互影响，主要有以下几点。

（1）年龄：随着年龄增长，女性尿失禁患病率逐渐增高，高发年龄为 45～55 岁。年龄与尿失禁的相关性可能与随着年龄的增长而出现的盆底松弛、雌激素减少和尿道括约肌退行性变等有关。一些老年常见疾病，如慢性肺部疾病、糖尿病等，也可促进尿失禁进展。

（2）生育：分娩次数多，更易发生压力性尿失禁。高龄产妇尿失禁的发生可能性较大，经阴道分娩的女性比剖宫产的女性更易发生尿失禁，行剖宫产的女性比未育女性发生尿失禁危险性要大，使用助产钳、吸胎器、缩宫素等加速产程的助产技术同样有增加尿失禁的可能性，大体重胎儿的母亲发生尿失禁的危险性高。

（3）盆腔脏器脱垂：压力性尿失禁和盆腔脏器脱垂紧密相关，二者常伴随存在。盆腔脏器脱垂患者盆底支持组织平滑肌纤维变细、排列紊乱、结缔组织纤维化和肌纤维萎缩可能与压力性尿失禁的发生有关。

（4）肥胖：肥胖女性发生压力性尿失禁的概率显著增高，减肥可降低尿失禁的发生率。

（5）种族和遗传因素：遗传因素与压力性尿失禁有较明确

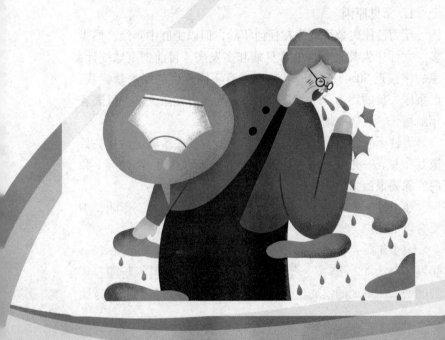

的相关性，压力性尿失禁患者患病率与其直系亲属患病率显著相关。

2. 症状

如果在咳嗽、大笑、喷嚏、运动、用力、提重物、跑步、爬楼梯、行走、性交，腹压突然增高时有尿液漏出，无膀胱逼尿肌的收缩，是腹压传入膀胱使膀胱内压力增高，无法控制尿液从尿道口流出。并且这种尿失禁不伴有尿频、尿急症状，失禁的尿量也不多；患者站立活动时尿失禁加重，平卧后症状减轻，可能患了压力性尿失禁。

3. 应急措施

当出现该症状时，要减肥、戒烟，改变饮食习惯等调整生活习惯。

进行盆底肌肉的康复训练（Kegel 操）通过增强盆底肌肉和尿道肌肉的张力，提高肌肉对压力作用的反应性收缩力，从而改善尿道括约肌功能，可参照如下方法实施：持续收缩盆底肌（提肛运动）2～6 秒，松弛休息 2～6 秒，如此反复 10～15次，每天训练 3～8 次，持续训练时间在 8 周以上。

严重压力性尿失禁患者可到医疗机构的泌尿外科就诊，并采取药物治疗。一部分中、重度压力性尿失禁，严重影响生活质量的患者，以及伴有盆腔脏器脱垂等盆底功能病变需行盆底重建者，可以行手术治疗。

女性大部分压力性尿失禁是可以治愈的疾病，同时是一种严重影响老年女性生活质量的良性疾病，需要积极地诊治。

（王宏伟　周海江　梅　雪）

第五章　关节与四肢

第一节　肌肉损伤

● 一、运动后肌肉拉伤怎么办？

肌肉拉伤是肌肉在运动中急剧收缩或过度牵拉引起的损伤，包括肌肉微细损伤、肌肉部分撕裂或完全断裂，是最常见的运动损伤之一，分主动拉伤和被动拉伤。主动拉伤是由于肌肉主动的猛烈收缩时，其力量超过了肌肉本身所能承担的能力；被动拉伤主要是肌肉用力牵伸时超过了肌肉本身特有的伸展程度，从而引起拉伤。肌肉拉伤后，拉伤部位剧痛，用手可摸到肌肉紧张形成的索条状硬块，触痛明显，局部肿胀或皮下出血，活动明显受到限制。

1. 常见原因

（1）准备活动不充分，肌肉的生理功能尚未达到剧烈活动所需要的状态就参加剧烈活动。

（2）体质较弱，训练的水平不高，肌肉伸展性和力量较差，疲劳或负荷过度。

（3）运动技术低，姿势不正确，用力过猛，超过了肌肉活动的范围。

（4）气温过低，湿度太高，场地太硬等。

2. 症状

肌肉损伤的症状与肌肉拉伤的程度有关。如仅为肌肉轻微损伤，可出现局部疼痛、压痛、肿胀、肌肉紧张、发硬、痉挛。当受伤肌肉主动收缩或被动拉长时疼痛加剧或有断裂的凹陷出现，则可能出现肌肉部分撕裂。有些伤员受伤时有撕裂样感，肿胀明显和皮下淤血严重，触摸局部有凹陷或见一端异常隆起者，可能为肌肉断裂。

3. 应急措施

肌肉拉伤急性期的处理有 4 个基本处理措施是需要注意的，英文简称"RICE 原则"。

（1）"R"即"rest"（休息），运动时发生了肌肉拉伤，首先要做的就是停止运动，加强休息。

（2）"I"即"ice"（冰敷），运动时肌肉拉伤紧急处理的最好方式就是冰敷，或者用凉毛巾对拉伤处进行冷敷，也可用自来水冲洗，因为肌肉损伤时如果有出血，用冰敷可以使血管收缩减少出血，减轻受伤位置的疼痛或痉挛，减少身体内血液向受伤部位的流动量，减少组织水肿。有效缓解肿胀的症状。具体方法：冷敷 20 分钟左右，冷敷过程中局部可能有些刺痛。此时，伤者可以把冷敷袋拿开一会儿，然后再放上去。如此反复进行，严重者间隔 3 小时左右再重复 1 次，一天可重复进行多次。

（3）"C"即"compression"（压迫），除了冰敷之外，对患处进行包扎，用绷带适度包住受伤位置，产生局部压迫，有止血、镇痛和防止肿胀的效果。注意包扎的力度，要松紧适度，过紧会造成血脉不通，过松则起不到效果。最好让肌肉在伸展的状态下包扎固定，以防影响肌肉收缩，这是防止受伤的肌肉反复损伤最关键的一步。包扎要根据实际情况在 2 天内拆除。

（4）"E"即"elevation"（抬高），在休养的过程中，如果条件允许，将受伤部位抬高，可以有效防止充血、体液组织渗出等情况的发生，从而减少局部肿胀。抬高受伤部位，肌肉也可得到放松，减少受力，可以有效缓解疼痛症状。

在受伤 24～48 小时后拆除包扎后，可外贴活血和消肿膏药，对于轻症肌肉拉伤，适当热敷或用较轻的手法对损伤局部进行按摩。热敷可以加速患处部位的供血，将新细胞带到患处，帮助伤处愈合，并能够使紧张的肌肉得到有效放松。可以采用热毛巾、热水袋等，每次 15 分钟左右，每天热敷 3、4 次后可对受伤部位进行按摩。在受伤初期，切忌采用按摩的方式处理。

186

二、徒步时足踝扭伤该怎么办？

扭伤是指四肢关节或躯体部位的软组织（如肌肉、肌腱、韧带等）损伤，而无骨折、脱臼、皮肉破损等。临床主要表现为损伤部位疼痛、肿胀及关节活动受限，多发于腰、踝、膝、肩、腕、肘和髋等部位，在运动中较为常见，属于闭合性软组织损伤之一。

1. 常见原因

多由剧烈运动或负重持重时姿势不当，或者由于不慎跌扑、牵拉及过度扭转等原因。常发生于过度的运动，运动前没有进行合理的热身，身体适应性太差，注意力分散时。

2. 症状

使用扭伤肌肉会产生疼痛并无法运动到位，皮肤产生淤血、擦伤，局部肿胀。

3. 应急措施

当发生运动伤害时，最好要马上处理。处理的原则有五项，简称为"PRICE"即保护（protection）目的是不要引发再次伤害；休息（rest）是为了减少疼痛、出血、肿胀并防止伤势恶化；冰敷（icing）；压迫（compression）；抬高（elevation）。

冰敷、压迫及抬高也有镇痛、防止肿胀的效果，具体方式如下。

（1）急性期：首先要区分伤势轻重。一般来讲，如果自己活动时扭伤部位，虽然疼痛并不剧烈，大多为软组织损伤，可以自己处理。不管是哪个部位扭伤，必须先休息，腰部扭伤要及时地平卧于平坦的地方，足部扭伤避免被扭伤的足用力着地，受伤后马上休息，可以促进较快地复原，减少疼痛、出血或肿胀，以防伤势恶化。如果活动时感觉剧痛，不能站立和挪步，痛在骨头上，扭伤时有声响，伤后迅速肿胀等，可能是骨折的表现，应立即到医院诊治。

踝扭伤时应用冰敷并抬高患肢。同时将下肢抬高增加静脉血回流以防肿胀。尽量在扭伤数分钟内进行冷敷。将冰块包上毛巾，夏季可以用冰凉的水沾湿毛巾作为最简单的冰敷用具，或者直接取来半盆凉水把脚放进去。冷敷时间一般在30分钟，中间停1个小时之后进行第2次冷敷。冰敷目的在防止皮下持续出血。根据具体情况掌握冷敷频率，可以每小时敷20分钟，但需避免冻伤。在受伤早期冷敷可以减少局部血肿；在出血停止以后再热敷，可加速消散伤处周围的淤血。一般而言，受伤48小时后开始热敷。足部或下肢扭伤后平时要把伤处抬高至患者心脏高度，可以止血、止肿。坐在沙发上时可把扭伤的足放在凳子上。

（2）亚急性期：此期可开始物理治疗，患者居家可将患处泡在热水中，在水中轻轻活动5分钟，随后泡冷水，并在水中静止1分钟，如此反复冷热交替，结束时应泡热水。平时走路最好穿上护踝，也可以进行一些药物治疗。

伤处可贴膏药或者敷消肿散，同时还可内服跌打丸。在敷药前可按摩伤处，用双手拇指轻轻揉动，揉动方向是从下至上，这样既能镇痛，又能消肿。

（3）慢性期：开始可小步慢跑，或者活动扭伤部位。最好穿护踝再跑，更可练习跑"8"字，踝关节扭伤不能跳，一般向上跳没事，跳下来时很容易再次扭伤。即使治疗得当，也应在6周后渐渐恢复原来运动量。在此之前锻炼小腿足外翻肌肉是确保不再扭伤的关键。

4. 足踝扭伤的预防

（1）训练方法要合理：要掌握正确的训练方法和运动技术，科学地增加运动量。

（2）准备活动要充分：在实际工作中，我们发现不少运动损伤是由于准备活动不足造成的。因此，在训练前做好准备活动十分必要。

（3）注意间隔放松：在训练中，每组练习后为了更快地消除肌肉疲劳，防止由于局部负担过重而出现的运动伤，运动组间的间隔放松非常重要。

（4）防止局部负担过重：训练中运动量过分集中，会造成机体局部负担过重而引起运动伤。

（5）加强易伤部位肌肉力量练习：据统计，在运动实践中，肌肉、韧带等软组织的运动伤最为多见。因此，加强易伤部位的肌肉练习，对于防止损伤的发生具有十分重要的意义。

● 三、被门挤压伤了该怎么办？

挤压伤是指骨端或身体其他部位受压迫导致受累部位的肌肉肿胀和（或）神经失调，典型受累部位是下肢、上肢和躯干，由于局部组织神经血管受到损伤，严重病例深部肌腱及骨组织出现血液循环障碍，发生坏死。

1. 常见原因

常见于手、足被钝性物体如砖头、石块、门窗、机器或车辆等暴力挤压所致挤压伤；也可见于爆炸冲击所致的挤压伤，这些挤压伤常伤及内脏，造成胃出血、肺及肝脾破裂等。更严

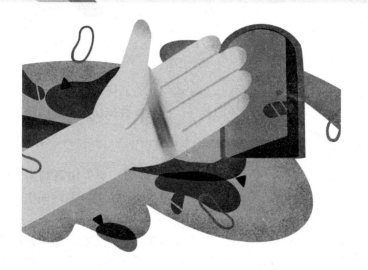

重的挤压伤是土方、石块的压埋伤，常引起身体一系列的病理改变，甚至引起肾衰竭，称为挤压综合征。

2. 症状

受伤部位表面无明显伤口，可有淤血、水肿、发绀，如四肢受伤，伤处肿胀可逐渐加重。严重者可出现尿少、心慌、恶心，甚至神志不清。挤压伤伤及内脏可引起胃出血、肝脾破裂出血，这时可出现呕血、咯血，甚至休克。

3. 应急措施

（1）尽快解除挤压的因素。

（2）手指和足趾的挤伤，指（趾）甲下血肿呈黑色，可立即用冷水冷敷，减少出血和减轻疼痛。

（3）怀疑已有内脏损伤，应密切观察有无休克先兆，并呼叫救护车急救。

（4）挤压综合征是肢体埋压后逐渐形成，因此要密切观察，及时送医院，不要因为受伤当时无伤口就忽视严重性。

在转运过程中，应减少肢体活动，不管有无骨折都要用夹板固定，并让肢体暴露在流通的空气中，切忌按摩和热敷。

● 四、异物穿透伤该怎么办？

穿透伤是指各种致伤物穿透皮肤的损伤，一般指脑膜、胸膜、腹膜或关节囊等体腔被穿破的开放性损伤，常致体腔内组织器官损伤。

1. 常见原因

常见原因包括枪弹伤、弹片伤或刀、剪等锐器刺伤，此外，尚有介入性诊断和治疗技术操作所引起的医源性损伤。

2. 症状

穿透伤的临床表现，一方面取决于受伤机制，即穿透物的性质、大小和速度；另一方面取决于受伤部位和伤口大小。常见的穿透伤可分为心脏穿透伤、颅脑穿透伤、胸腔穿透伤和腹腔穿透伤。

（1）心脏穿透伤：火器致伤者大半现场死亡，刀刺伤者约50%可到达医院；心包裂口大时，临床表现主要为失血性休克，甚至迅速死亡。心包裂口小或被周围组织，如心包外脂肪或血块所堵塞，心脏出血可引起急性心脏压塞，使心脏舒张受限，腔静脉回心血流受阻和心排血量减少。当心脏伤口很小时可自行闭合而停止出血。

（2）颅脑穿透伤：可造成脑组织损伤、颅内出血及颅内感染，甚至死亡。

（3）胸部穿透伤：肺损伤发生率较高，多以血和（或）气胸及咯血为临床表现，当穿透伤口位于心前区、胸骨旁、剑突下、颈根部或脊柱旁，应高度怀疑心脏大血管伤，须警惕隐匿性大出血。

（4）腹部穿透伤：腹部穿透伤造成空腔脏器损伤常表现为腹部压痛、反跳痛等腹膜炎症状，而造成实质脏器损伤者须警惕隐匿性出血导致的休克。

3. 应急措施

（1）心脏穿透伤：应开放患者气道，必要时气管插管，尽快建立静脉通路，疑有心脏压塞者立即行心包穿刺，诊断并减压，已经心搏停止者须开胸心脏复苏。

（2）颅脑异物穿透伤：尽早清创，将开放污染的伤口变为清洁的闭合的伤口，清创操作应由内到外，彻底清除异物和坏死组织。

（3）胸腔穿刺伤：保持呼吸道通畅，有血气胸者予以胸腔闭式引流，建立静脉通路。

（4）腹腔穿刺伤：保持气道通畅；建立静脉通路；对伤口初步包扎。

● 五、高空坠落受伤该如何现场救治？

人体从高处以自由落体运动坠落，与地面或某种物体碰撞发生的损伤称为坠落伤。坠落伤的形态及损伤程度受坠落高度、体重、坠落中有无阻挡物、人体着地方式、着地部位及接触地面与其他物体性状等因素的影响。

1. 常见原因

常见原因包括工作人员违章指挥、违章作业及违反劳动纪律；高空作业人员操作失误；工作人员注意力不集中误入危险环境；高空作业的安全防护设施强度不够、安装不良或磨损老化；安全防护设施不合格、装置失灵而导致事故；劳动防护用品缺陷。

2. 症状

损伤发生的部位常较广泛但内重外轻。无论人体哪一部位为着地点，头、胸、腹、骨盆、脊柱及四肢同时发生损伤。体表损伤主要是大片擦伤及挫伤，少有挫裂创，而且多分布在裸露部位。骨质和内脏损伤重，常伤及生命的重要器官，因此死亡率很高。

3. 应急措施

了解坠落过程，快速准确做出伤情判断，及时处理致命伤；保持气道通畅，伤员放置为侧卧或头偏向一侧；出血伤口用敷料加压包扎，并抬高患处，控制出血；根据伤情选择转运体位，一般为仰卧位，颅脑伤、颌面伤侧卧或头偏向一侧，胸部外伤取半卧位或伤侧向下的低斜坡卧位，腹部外伤仰卧位，膝下抬高使腹壁松弛，休克患者取仰卧中凹位，疑有脊柱损伤者要平行搬动。

● 六、爆炸现场该如何急救?

爆炸伤指由于爆炸形成的人体损伤。可引起直接损伤、震波冲击伤、火焰烧灼伤、有毒物质及化学烧伤，以及生物武器伤和重物砸压伤等。

1. 常见原因

广义上的爆炸分化学性爆炸和物理性爆炸。前者主要是由炸药类化学物引起，后者如锅炉、氧气瓶、煤气罐、高压锅等超高压气体引起。局部空气中有较高浓度的粉尘，在一定条件下也能引起爆炸。

2. 症状

爆炸伤的特点是程度重、范围广泛且有方向性，兼有高温、钝器或锐器损伤的特点，表现为外轻内重，伤员多同时合并有颅脑、胸、腹、脊柱和四肢等多发伤，以及由撞击、高温、化学等致伤因子同时所致的复合伤，伤情严重且复杂。位于爆炸中心和其附近的人，损伤机制为烧伤、吸入伤及挤压伤，常肢体离断并被抛掷很远，烧伤也严重，常被烧焦。离爆炸中心远一点的人员，损伤机制为静止物体挤压，则烧伤程度不一定很重，其特点是损伤分布于朝向爆炸中心的身体一侧，损伤类型主要是由炸裂爆炸物外壳、爆炸击碎的介质作用于人体所形成的各种创口，创口周围常有烧伤，并伴严重的骨质和内脏损伤；离爆炸中心更远的人员，主要为冲击波损伤，其特点是外轻内重，体表常仅见波浪状形状的挫伤和表皮剥脱，体内见多发性内脏破裂、出血和骨折等，重者也可见挫裂创和撕脱伤，甚至体腔破裂。冲击波还可将人体抛掷很远，落地时再形成坠落伤。

3. 应急措施

（1）救治原则：快抢快救，抢中有救；全面检查，科学分类；早期清创，延期缝合；整体治疗，防治结合。

（2）救治中应注意的问题

1）迅速而安全地使伤员离开现场，搬运过程中要保持呼吸道通畅和适当的体位，昏迷患者转运时，采取侧卧位，避免再次受伤和继发性损伤。

2）心搏、呼吸骤停时，应立即开始心肺复苏术。

3）对连枷胸患者，立即予以加压包扎；开放性气胸应用大块敷料密封胸壁创口；张力性气胸用针排气。

4）对中毒患者，应尽快清除尚未吸收的毒物和皮肤表面的毒物，及早明确诊断。

5）准确判断伤情，不但应迅速明确损伤部位，还应确定其损伤是否直接危及患者生命，需优先处理。救治顺序一般为心胸部损伤—腹部外伤—颅脑损伤—四肢、脊柱损伤等。

6）开放性骨折要用无菌敷料包扎，闭合骨折用夹板或就地取材进行有效制动。

7）适时、适量给予镇痛、镇静药物。

总之，一旦遭遇爆炸，应用最短的时间、最简单的办法进行诊断和干预，以解除对生命的威胁。

● 七、哪些情况适合冷敷?

冷敷是指用冰袋或冷湿毛巾敷于病变部位皮肤上，其主要目的是促使局部血管收缩，控制小血管的出血和减轻张力较大肿块的疼痛，达到消肿镇痛之功效。

1. 冷敷的功效

冷敷可使毛细血管收缩，减轻局部充血，使神经末梢的敏感性降低而减轻疼痛；降温退热，可减少局部血流，防止炎症和化脓扩散；可将体内的热传导发散，增加散热，降低体温。

2. 主要作用

（1）止血：寒冷致使血管收缩而起到止血作用。在消化道出血时，冰盐水止血就是利用这个原理。又如外伤血肿，立即局部冷敷，可止血防止血肿进一步扩大。

（2）消肿：扭伤或挫伤后，由于小血管破裂，血液渗入周围组织而出现肿胀，肿胀压迫神经末梢还带来疼痛。而冷敷使

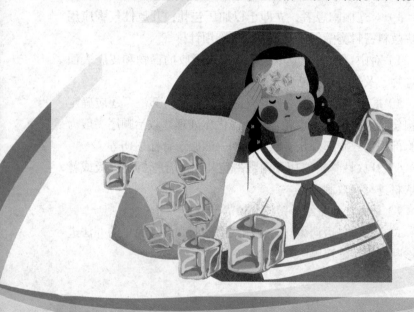

血管收缩以阻断这一病理过程。待冷敷停止后，血液恢复正常时，受损部分机体已进行了修补及产生凝血，因而减轻了局部发青及肿胀。2～3天后再进行热敷，以促进淤血的吸收，这是扭伤的最佳处理方法。

3. 家庭应用

冷敷适用于早期局部软组织损伤，可用小毛巾在冷水或冰水中浸湿，拧成半干，敷于局部，每隔1～3分钟更换1次，持续15～20分钟。也可用冰袋裹上毛巾敷于局部，但要注意避免冻伤。

4. 注意事项

（1）冷敷持续时间不能过久，每20～30分钟应停一会儿再敷。

（2）经常观察皮肤变化，每10分钟1次，如发现皮肤苍白、青紫、麻木感应，表示静脉血淤积，应停止冷敷，否则会造成冻伤。

（3）若患者有寒战，脉搏变快，呼吸困难，面色改变时，则应停止冷敷。

● 八、哪些情况适合热敷？

热敷是用热的物体如热水袋或热毛巾置于痛处来消除或减轻疼痛。它能使局部的毛细血管扩张，血液循环加速，起到消炎、消肿、祛寒湿、减轻疼痛、消除疲劳的作用。由于此法简便易行，收效迅速，不仅从古沿用至今，还成为人们的日常生活中自我防病治病的常用疗法之一。热敷疗法一般可分为药物热敷疗法、黄土热敷疗法、水热敷疗法、盐热敷疗法、沙热敷疗法、砖热敷疗法、蒸饼热敷疗法等。

1. 热敷的功效

热敷可促进炎症的消退，在炎症的早期，热敷可促进炎症的吸收和消散。后期可使炎症局限，有助于坏死组织的消除和组织修复。热敷能使肌肉、肌腱和韧带等组织松弛，解除因肌肉痉挛、强直而引起的疼痛，如腰肌劳损、扭伤等。还可减轻深部组织充血，使局部血管扩张。末梢循环不良的患者或危重患者可以用热敷进行保暖，以促进其血液循环。热敷同冷敷操作相似，既可以用小毛巾浸热水，拧成半干使用，也可用热水袋灌装热水裹上毛巾敷于患处。

2. 治疗原理

虽然热敷方法较多，但治疗原理可归结为2个：①单纯的物理（温热）作用。皮肤层充满血管和毛细血管，当热的物质接触皮肤时，皮肤的血管即扩张充血，使机体代谢加快，促进炎症的消散、吸收。热敷后肌肉内的废物也加快排泄，从而减少疲劳，缓解僵硬和痉挛，使肌肉松弛而舒服。热还可使汗腺分泌增加，促进身体散热。②药理和物理的双重作用。由于热敷增强了局部新陈代谢，可使伤口迅速修复，形成新的皮肤。如用药液敷于患部，因水分和药液与皮肤的直接接触，药物有效成分就会渗透到组织中去，起到皮肤给药的作用。

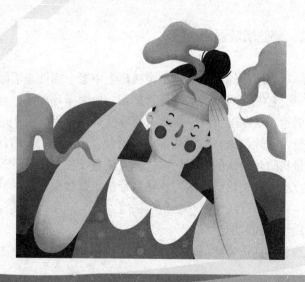

3. 家庭应用

热敷特别是中药热敷适应证十分广泛，除在运动损伤应激期不能进行热敷外，在损伤发生后 2～3 天，如局部无出血也无肿胀，即可用热敷袋热敷缓解症状。热敷还可应用于以下方面。

（1）缓解眼疲劳：热敷可促进眼周的血液循环，减轻眼睛疲劳，能部分缓解眼干燥症的症状，还有明目健脑的功效。

（2）预防耳聋：敷在耳上或轻轻擦揉，可改善耳部血液循环，预防因缺血引起的功能性耳聋。

（3）缓解头晕：将热毛巾放在后脑勺，每次数分钟，这样可刺激后脑勺的穴位，可缓解部分患者的头晕症状，还可提高其反应力和思维能力。

（4）治疗落枕：轻微落枕可用热毛巾敷患处，并配以颈部活动。头部慢慢向前弯，轻轻向前后左右侧转动。

（5）防治颈椎病：早期颈椎病症状，如颈部发硬、酸痛或受凉后出现轻微疼痛，可用热敷改善症状，促进血液循环，缓解肌肉痉挛，预防和治疗颈椎病。

（6）缓解慢性腰椎疼痛：腰椎疼痛热敷，可缓解局部症状，如病情严重应及时到医院就诊。

（7）缓解臀部疼痛：臀部肌肉僵硬伴有轻微的钝痛、酸胀痛，平躺用毛巾热敷疼痛部位，可缓解症状。

（8）治疗痛经或寒性腹痛：女性痛经或因受凉导致的腹痛，可用热敷起到化瘀、理气镇痛的功效。

（9）用于肌内注射、静脉注射造成的皮肤硬结。

4. 注意事项

切忌使用过热的温度或直接接触暖水袋。患心脏病和高血压者，如欲热敷左肩和颈及其周围，应先咨询医生或物理治疗师。热敷期间，若病情加剧或有不适，应立即停止；患急性炎症、皮肤炎、血栓性静脉炎、外周血管疾病者，患处有伤口或刚愈合的皮肤、过分疼痛或肿胀、失去分辨冷热的能力（如部分糖尿病患者），不能明白指示者（如患有严重老年痴呆症的人士），都不宜采用热敷。

第二节 外伤急救术

● **一、外伤的包扎时需要注意什么？**

包扎具有保护伤口、压迫止血、减少感染、减轻疼痛、固定敷料和夹板等作用。伤口经过清洁处理后，要做好包扎。包扎时要做到快、准、轻、牢。①快，即动作敏捷迅速。②准，即部位准确、严密。③轻，即动作轻柔，不要碰撞伤口。④牢，即包扎牢靠，不可过紧，以免影响血液循环，也不能过松，以免纱布脱落。

出血的情况下，外伤包扎的实施必须以止血为前提，如不及时给予止血包扎，则可造成严重失血、休克，甚至危及生命。

包扎本身就是止血的措施之一。例如，组织损伤造成的毛细血管出血，出血时血液成水珠样从伤口流出，稍微压迫即可止血，有时也可自动凝固止血。此时只需要在伤口贴上止血贴，或者在伤口上覆盖消毒纱布，然后稍微加压包扎，即可完成止血和包扎的双重任务。但对于由动脉血管损伤引起的动脉出血和由静脉血管损伤引起的静脉出血，单纯的压迫包扎伤口，往往不能达到止血的目的。

动脉出血时，出血呈搏动性、喷射状，血液颜色鲜红，可在短时间内大量失血，造成生命危险；静脉出血时，血不断外流，血液的颜色呈紫红色。这些可通过"指压"和"止血带"等应急措施临时止血，再送医院或请救护人员前来救治。

指压止血是在伤口的上方，即在近心端处，找到搏动

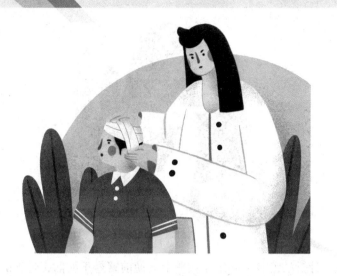

的血管，用手指紧紧压住。需注意的是此法仅能用于短时间控制血流，应随即采用止血带止血。止血带是具弹性的橡胶带（带与皮肤之间要垫上敷料），小可用宽度＞3 cm的布带、毛巾、领带等代替，绑扎上臂或大腿上、中 1/3 交界处（绑扎上臂时不能过低，否则易损伤神经），绑扎的松紧程度以伤口没有鲜血外流为度。此外，一定要在显著的部位标注使用止血带的时间，每隔 1 小时松开止血带几分钟后再绑扎。

● **二、急救现场对外伤的固定的方法有哪些？**

在急救现场，及时正确地固定断肢，可减少伤员的疼痛和周围组织继续损伤，同时也便于伤员的搬运和转送。但急救时的固定是暂时的，因此，应力求简单而有效，不要求对骨折准确复位；开放性骨折有骨端外露者更不宜复位，而应原位固定。急救现场可就地取材，如木棍、板条、树枝、手杖或硬纸板等都可作为固定器材，其长短以固定住骨折处上下 2 个关节为准。如找不到固定的硬物，也可用布带直接将伤肢绑在身

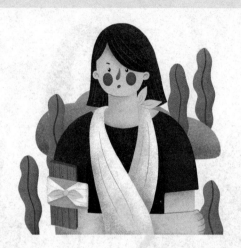

上，骨折的上肢可固定在胸壁上，使前臂悬于胸前，骨折的下肢可同健肢固定在一起。

常见的骨折固定方法如下。

1. 前臂骨折固定法

夹板放置骨折前臂外侧，骨折突出部分要加垫，然后固定腕肘两关节，用三角巾将前臂屈曲悬胸前，再用三角巾将上肢定于胸廓。

2. 上臂骨折固定法

夹板放置骨折上臂外侧，骨折突出部分加垫，然后固定肘肩两关节，用三角巾将上臂屈曲悬胸前，再用三角巾将伤肢固定于伤员胸廓。

3. 小腿骨折固定法

将夹板放置骨折大腿外侧，骨折突出部分加垫，然后固定伤口上下两端，固定膝、踝两关节（8字固定踝关节）夹板顶端再固定。

4. 大腿骨折固定法

将夹板放置骨折大腿外侧，骨折突出部分加垫，然后固定伤口上下两端，固定踝、膝关节，最后固定腰、髂、腋部。

5. 脊椎骨折固定法

伤员仰卧木板上，用绷带将伤员胸、腹、髂、膝、踝部固定与木板上。

6. 颈椎骨折固定法

伤员仰卧木板上，颈下、肩部两侧加垫，头部两侧用棉垫固定防止左右摇晃，然后用绷带将额、颏、胸固定于木板上。

● 三、如何搬运伤者？

常用的搬运分为徒手搬运和担架搬运。可根据伤者的伤势轻重和运送的距离远近而选择合适的搬运方法。

徒手搬运法适用于伤势较轻且运送距离较近的伤者，担架搬运适用于伤势较重，不宜徒手搬运，且需转运距离较远的伤者。注意事项如下。

1. 移动伤者时，首先应检查伤者的头、颈、胸、腹和四肢是否有损伤，如果有损伤，应先做急救处理，再根据不同的伤势选择不同的搬运方法。

2. 病（伤）情严重、路途遥远的伤病者，要做好途中护

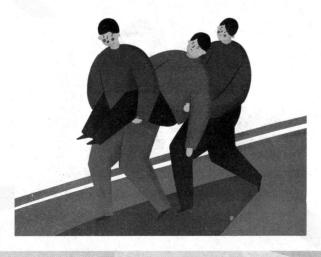

理，密切注意伤者的神志、呼吸、脉搏及病（伤）势的变化。

3. 使用止血带止血的伤者，要记录系上止血带和放松止血带的时间。

4. 搬运脊椎骨折的伤者，要保持伤者身体的固定。颈椎骨折的伤者除了身体固定外，还要有专人牵引固定头部，避免移动。

5. 用担架搬运伤者时，一般头略高于足，休克伤者则足略高于头。行进时伤者的足在前，头在后，以便观察伤者情况。

6. 用汽车、大车运送时，床位要固定，防止起动、刹车时晃动使伤者再次受伤。

● 四、如何对伤口进行消毒？

如周围皮肤太脏并夹杂有泥土等，应先用清水洗净，然后再用 75% 酒精或 0.1% 苯扎溴铵溶液消毒伤口周围的皮肤。消毒创面周围的皮肤要由内往外，即由伤口边缘开始，逐渐

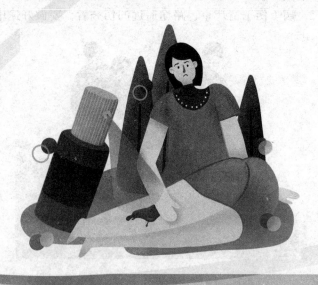

向周围扩大消毒区，这样越靠近伤口处越清洁。如用碘酒消毒伤口周围皮肤，必须再用酒精脱碘，这是为了避免碘酒灼伤皮肤。应注意，这些消毒剂刺激性较强，不可直接涂抹在伤口上。

伤口要用棉球蘸生理盐水轻轻擦洗。自制生理盐水，即1000 ml冷开水加食盐9 g即成。

在清洁、消毒伤口时，如有大而易取的异物，可酌情取出。深而小又不易取出的异物切勿勉强取出，以免将细菌侵入伤口或增加出血。如果有刺入体腔或血管附近的异物，切不可轻率地拔出，以免损伤血管或内脏，引起危险，现场不必处理，应立即送入医院。

如遇到一些特殊严重的伤口，如内脏脱出时，暂不应回纳，以免引起严重的感染或发生其他意外。原则上可用消毒的大纱布或干净的布类包好，然后将用酒精擦拭或煮沸消毒后的碗或小盆扣在上面，用绷带或三角巾包好。

● 五、伤口缝合有哪些注意事项？

在受伤后6～8小时清创彻底者，宜做一期缝合。火器伤的伤口一般不做一期缝合。二期缝合，一般是创伤后超过一定时间，创面无法完全缝合或者创口感染坏死等原因造成的。等到创口完全新鲜，肉芽组织饱满再做缝合以使创口痊愈。

一期缝合一般伤口浅，创缘整齐，不伴随细菌感染，是新鲜伤口的缝合。如果伤口愈合不良，有必要时可采取二期缝合。一期缝合对应于一期愈合；二期缝合与二期愈合有关。但是如果一期缝合不良，也可导致伤口愈合不良，需进行二期缝合。

1. 一期缝合

组织损伤小，创缘整齐，无感染，伤口愈合快，呈线性瘢痕愈合。见于组织缺损少、创缘整齐、无感染、经黏合或缝合

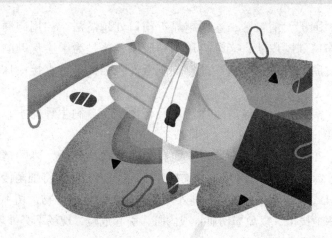

后创面对合严密的伤口，如手术切口。但临床上多为创伤引起，一般组织缺损少，没有污染的伤口可在6～8小时可争取一期清创缝合，由于头面部血液供应较为丰富，因此面部创口可在12小时内争取一期缝合，头皮挫裂伤可在24小时内进行一期缝合，这种伤口中只有少量血凝块，炎症反应轻微，表皮再生在24～48小时便可将伤口覆盖，必要时可放置皮片引流等防止伤口积血积液。肉芽组织在第3天就可从伤口边缘长出并很快将伤口填满，第5～6天胶原纤维形成（此时可以拆线），2～3周完全愈合，留下一条线状瘢痕。一期愈合的时间短，形成瘢痕少。

2. 二期缝合

二期缝合见于组织缺损较大、创缘不整、哆开、无法整齐对合，或者伴有感染的伤口。这种伤口的愈合与一期愈合有以下3个不同点：①由于坏死组织多，或者由于感染，继续引起局部组织变性、坏死，炎症反应明显。只有等到感染被控制，坏死组织被清除以后，再生才能开始。②伤口大，伤口收缩明显，从伤口底部及边缘长出多量的肉芽组织将伤口填平。③愈合的时间较长，形成的瘢痕较大。

● 六、如何对伤情进行判断？

1. 颈部制动、气道维持
评估呼吸道是否通畅，查看口腔内有无异物或舌后坠。

2. 检查呼吸
通过观察、听和感觉来评估患者有无呼吸，如果不能在10秒之内检测到呼吸，应先行人工呼吸。

3. 检查脉搏，建立循环，控制出血
检查颈动脉是否有搏动。如果10秒内不能确定脉搏，立即给予胸外心脏按压。

4. 简单检查中枢神经系统
评估伤员的意识，瞳孔大小、形态、光反应性。

● 七、止血有哪些方法及其注意事项？

出血是指血液从血管腔到体外、体腔或组织间隙的过程。而与出血相对应的是止血，止血的目的就是停止出血伤口血液的流出。人体血液总量占人体重的7%～8%，也就是说一个体重60 kg的成年人体内有血液4200～4800 ml。当出血量＜400 ml时，对其影响并不大，正常人一次献血200～400 ml都是安全的；当出血量为800～1000 ml时，就会出现明显的不适症状，如头晕、心悸；当出血量＞1200 ml时，就会发生失血性休克，有生命危险。

1. 出血的分类及临床表现
出血的分类方法很多，简单常用的分类方法有血管分类和体内外分类。根据血管分类，出血分为动脉出血、静脉出血及毛细血管出血；根据体内外分类，出血分为体内出血、体外出血和皮下出血。根据日常家庭生活的常见情况，我们按血管分

类来讲一下出血。

（1）动脉出血：颜色鲜红，随心脏搏动而呈喷射状涌出。因出血量巨大，且不易止血，大动脉出血可以在数分钟内导致患者失血性休克，甚至死亡，凡是遇到需急送医院抢救。

（2）静脉出血：伤口流出暗红色的血液，能够迅速而持续不断地从伤口流出。这种出血虽然出血持续，但是并不呈喷射状，不是太大静脉出血时，稍加压力即可压迫止血。遇到静脉出血，也需要送医院处理。

（3）毛细血管出血：呈小点状的红色血液，从伤口表面渗出，看不见明显的血管出血。这种出血常能自动停止。通常用碘酒和酒精消毒伤口周围皮肤后，以消毒纱布和棉垫盖在伤口上缠以绷带，即可止血。

2. 引起出血的原因

导致出血的原因众多，最常见的原因是外伤导致的出血，例如刀割伤、车祸、地震、枪伤等。除了外伤外，可以导致出各部位血管出血的压迫点血的因素还有很多，如血管本身存在异常（如血管畸形、缺乏某些营养物质或者本身患有某些疾病）、血小板功能异常（长期服用阿司匹林等抗血小板的药物、白血病、再生障碍性贫血、感染等）、凝血功能异常（应用抗凝药物，如肝素、华法林等；维生素 K 缺乏、尿毒症、中毒等）。但是日常家庭中最常遇到的还是外伤导致的出血。如果有非外伤情况下的出血，建议尽快到医院就诊，明确出血原因。

3. 出血的现场救治

持续的出血可随着出血量的增加而危险不断升高，可使患者进入休克状态，甚至导致死亡，所以必须及时止血。而常用的止血方法可以总结为 4 个字："压""包""塞""捆"。

（1）压——指压法：这是最简单的方法，顾名思义，就是用手指压迫出血的血管在体表的部位来止血。例如，头面部出血，可以压迫颈部一侧的动脉来止血。如果是动脉出血，则应该按压近心端；如果是静脉出血，则应该按压远心端。但是，指压法只是应急措施，很多动脉都有侧支循环，所以效果并不理想，且难以持久。因此，应该根据具体的情况改用其他止血方法。

（2）包——加压包扎法：这是最常用的止血方法。一般的小动脉和静脉损伤出血都可以采用此法。先将干净的无菌纱布或者敷料覆盖伤口，然后再在上面加纱布垫压，最后以绷带加压包扎，且包扎的范围足够，压力应当均匀。包扎完成后，将受伤的肢体抬高，有利于减少出血。

（3）塞——填塞法：医生常用填塞法，但普通家庭一般不会遇到。但是，如果是遇到伤口较大较深，且出血持续，加压包扎不能止血，可以将干净纱布或者绷带填入伤口内，然后再用加压包扎法止血。但是，填塞法可能会增加感染的概率。在后期处理时或去除凝血块时，填塞物同时被清除，可能再次发生出血。

（4）捆——止血带法：如果遇到四肢的大出血，加压包扎不能起到良好的止血，可以采用止血带法。使用止血带时接触面积一定要大，尽量选择粗一些的止血带，或者在止血带与皮肤间垫些纱布、衣物，不然太细的止血带反而会加重损伤。禁止使用细绳索、电线等充当止血带。应尽可能选择橡胶管、三角巾或绷带。使用止血带的注意事项如下。

1）止血带不宜直接结扎在皮肤上，应先用三角巾、毛巾等做成平整的衬垫缠绕在要结扎止血带的部位，然后再系止血带。

2）结扎止血带的部位在伤口的近端（上方）。上肢大动脉出血应结扎在上臂的上 1/3 处，避免结扎在中 1/3 处以下的部位，以免损伤神经；下肢大动脉出血应结扎在大腿中部。而在实际抢救伤员的工作中，往往把止血带结扎在靠近伤口处的健康部位，利于最大限度地保存肢体。

3）结扎止血带要松紧适度，以停止出血或远端动脉搏动消失为度。结扎过紧，可损伤受压局部，结扎过松，达不到止血目的。

4）为防止远端肢体缺血坏死，原则上应尽量缩短使用止血带的时间，一般止血带的使用时间不宜超过2～3小时，每隔40～50分钟松解1次，以暂时恢复远端肢体血液供应。松解止血带的同时，仍应用指压止血法，以防再度出血。止血带松解1～3分钟后，在比原来结扎部位稍低平面重新结扎。松解时，如仍有大出血者或远端肢体已无保留可能，在转运途中可不必再松解止血带。

5）结扎好止血带后，在明显部位加上标记，注明结扎止血带的时间，尽快送至医院。

6）解除止血带，应在输血输液和采取其他有效的止血方法后方可进行。如组织已发生明显广泛坏死时，在截肢前不宜松解止血带。

4. 常见出血部位指压法止血

除了根据血管的情况来处理外，每个部位的出血处理方法也有区别。根据出血部位的不同，指压法止血的压迫点也不同。

（1）头面部出血：用拇指压迫下颌角与颏结节之间的面动脉。

（2）颈部出血：用拇指在甲状软骨，环状软骨外侧与胸锁乳突肌前缘之间的沟内搏动处，向颈椎方向压迫，其余四指固定在伤员的颈后部。本方法用于头、颈、面部大出血，且压迫其他部位无效时。非紧急情况，勿用此法。此外，不得同时压迫两侧颈动脉。且颈部出血往往凶险，需尽快就医。

（3）上肢出血：在上臂肱二头肌内侧沟处，施以压力，将肱动脉压于肱骨上。

（4）大腿出血：屈起其大腿，使肌肉放松，用大拇指压住股动脉之压点（在大腿根部的腹股沟中点），用力向后压，为增强压力，另一手的拇指可重叠压力。

（5）足踝部出血：在踝关节下侧，足背血管搏动的地方，用手指紧紧压住。

（6）手指出血：用健侧的手指，使劲捏住伤手的手指根部，即可止血。

第三节 关节脱位

● 一、什么是关节脱位？

关节脱位也称脱臼，是指构成关节的上下两个骨端失去了正常的位置，发生了错位。多由暴力作用所致，以肩、肘、下颌及手指关节最易发生脱位。关节脱位的表现，一是关节处疼痛剧烈，二是关节的正常活动丧失，三是关节部位出现畸形。临床上可分损伤性脱位、先天性脱位及病理性脱位等。关节脱位后，关节囊、韧带、关节软骨及肌肉等软组织也有损伤，另外关节周围肿胀，可出现血肿，若不及时复位，血肿机化，关节粘连，使关节不同程度丧失功能。

1. 常见原因

（1）外因：外伤性脱位多由直接或间接暴力作用所致。其中间接暴力（传导、杠杆、扭转暴力等）引起者较多见。任何外力只要达到一定程度，超过关节所能承受的应力，就能破坏关节的正常结构，使组成关节的骨端运动超过正常范围而引起脱位。

（2）内因

1）生理因素：主要与年龄、性别、体质、局部解剖结构特点等有关。外伤性脱位多见于青壮年，儿童和老年人较少见。儿童体重轻，关节周围韧带和关节囊柔软，不易撕裂；关节软骨富有弹性，缓冲作用大。虽遭受暴力的机会多，但不易脱位，而常造成骨骺滑脱。老年人活动相对较少，遭受暴力的机会少，因其骨质相对疏松，在遭受外力时易发生骨折，故发生脱位者也较少。男性外出工作较多，工作量较大，关节活动范围较大，关节脱位发生率高于女性。年老体弱者，筋肉松弛，易发生关节脱位，尤以颞下颌关节脱位较多见。

关节的局部解剖特点及生理功能与发病密切相关，如肩关节的关节盂小而浅，肱骨头较大，同时关节囊的前下方较松弛，且肌肉少，加上关节活动范围大，活动较频繁，故肩关节较易发生脱位。

2）病理因素：先天性关节发育不良、关节和关节周围韧带松弛较易发生脱位，如先天性髋关节脱位。关节脱位后经手法复位成功，如未能固定足够的时间或根本未固定，关节囊和关节周围韧带的损伤未能很好修复或修复不全，常可导致关节再脱位或习惯性脱位。关节内病变或近关节病变可引起骨端或关节面损坏，导致病理性关节脱位，如化脓性关节炎、骨关节结核等疾病的中、后期可并发关节脱位。

2. 症状

关节脱位具有一般损伤的症状和脱位的特殊性表现。受伤后，关节脱位、疼痛、活动困难或不能活动。脱位通常影响活动的关节，如踝、膝、髋、腕、肘，但最常见的是肩和手指关节。不活动的关节，如骨盆的关节，当使关节固定在一起的韧带被牵拉或撕裂时，也能被分开。椎骨的脱位如果损害神经或脊髓可能危及生命。显著的椎骨间脱位，损伤脊髓，导致瘫痪。

（1）一般症状：①疼痛明显；②关节明显肿胀；③关节失去正常活动功能，出现功能障碍。

（2）特殊表现：①畸形，关节脱位后肢体出现旋转、内收或外展和外观变长或缩短等畸形，与健侧不对称；②弹性固定，关节脱位后，未撕裂的肌肉和韧带可将脱位的肢体保持在特殊的位置，被动活动时有一种抵抗和弹性的感觉；③关节窝空虚。

● 二、肩关节脱位了怎么办？

肩关节脱位是指组成关节各骨的关节面失去正常的对合关系，又称"脱臼"。肩关节由肩盂和肱骨头构成，肩盂小而浅，肱骨头呈半球形，其体积为盂的 4 倍，同时肩关节囊薄弱松弛，因此肩关节是全身大关节中运动范围最广而结构又最不稳定的一个关节，外伤时很容易引起脱位。肩关节脱位约占全身关节脱位的 40% 以上，多见于青壮年，男性多于女性。

1. 常见原因

肩关节脱位按肱骨头的位置分为前脱位和后脱位，前者多见。肩关节前脱位常因间接暴力所致，如跌倒时上肢外展外旋，手掌或肘部着地，外力沿肱骨纵轴向上冲击，肱骨头自肩胛下肌和大圆肌之间薄弱部撕脱关节囊，向前下脱出，形成前脱位。肱骨头被推至肩胛骨喙突下，形成喙突下脱位，如暴力较大，肱骨头再向前移至锁骨下，形成锁骨下脱位。肩关节后脱位很少见，多由于肩关节受到由前向后的暴力作用或在肩关节内收内旋位跌倒时手部着地引起，可分为肩胛冈下和肩峰下脱位。肩关节脱位多见于青壮年男性，有的患者还伴有肩部骨折，肩关节脱位如在初期治疗不当，可发生习惯性脱位。

2. 症状

肩部肿胀疼痛，功能障碍，呈方肩畸形，搭肩试验阳性。X 线检查可确诊并可除外有无合并骨折。

（1）一般表现：外伤性肩关节前脱位主要表现为肩关节疼痛，周围软组织肿胀，关节活动受限；健侧手常用以扶持患肢前臂，头倾向患肩，以减少活动及肌牵拉，减轻疼痛；伤肩肿胀、疼痛、主动和被动活动受限；患肢弹性固定于轻度外展位，常以健手托患臂，头和躯干向患侧倾斜。

（2）局部特异体征

1）弹性固定：上臂保持固定在轻度外展前屈位，任何方向上的活动都会导致疼痛；杜加斯征阳性：患肢肘部贴近胸壁，患手不能触及对侧肩，反之，患手已放到对侧肩，则患肢不能贴近胸壁。

2）畸形：从前方观察患者，患肩失去正常饱满圆钝的外形，呈"方肩"畸形，肩峰到肱骨外上髁的距离多增加。肩三角肌塌陷，呈方肩畸形，在腋窝、喙突下或锁骨下可触及移位的肱骨头，关节盂空虚。

3. 应急措施

急性肩关节脱位应及早复位和固定，防止再次脱位和形成习惯性脱位。离医院近者可送医院；如不能去医院，则可由他人先试行复位，复位方法如下。

（1）患者仰卧于床上或桌子上，长条椅子上也可以，术者站于患侧，双手握住患侧手腕部，将足跟伸入患者腋下，蹬其

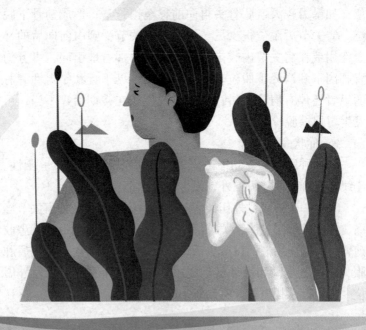

附近胸壁，右肩用右足左肩用左足，徐徐牵引患肢的同时将患肢内外旋转。当听到"咯噔"声响时，即表示已复位。

（2）术者一手握住伤员前臂，使肘关节屈至90°，另一手握住肱骨下端，持续牵引并轻度外展。然后逐渐将上臂外旋，在上臂外展外旋牵引的情况下，逐渐将上臂内收，使肘关节沿胸壁移至中线，再将上臂内旋。当听到"咯噔"声时，即表示已复位。复位后，即将患肢手置于对侧肩上，肘贴胸壁用绷带固定，外用胶布加强，防止松脱。3～4周后拆除固定，并逐步练习肩关节活动。

● 三、腕关节脱位了怎么办？

组成腕关节各骨的关节面失去正常对位关系，称为腕关节脱位。

1. 常见原因

手腕在背屈时腕部受重压、高处跌落或跌倒时手掌支撑着地，暴力集中于头月关节，致使头月骨周围的掌背侧韧带发生断裂，使之产生脱位。

2. 症状

患侧桡骨远端隆起并有明显压痛，正中神经分布区有麻木感，手指呈半屈位，腕关节活动功能丧失，腕间关节脱位多伴有严重的软组织撕裂伤。

3. 应急措施

如果受伤后患侧手部完全下垂不能活动，需要马上到医院进行X线检查或CT检查，排除骨折或骨裂的可能。如果只是手腕脱臼，可以注射镇痛针，然后由医生手法复位，用夹板固定并口服一些镇痛消炎药，待1周左右消除肿痛以后拆除夹板，恢复手腕关节活动，但是不能使用时间过长或者提举重物，避免二次损伤。

● 四、髋关节脱位了怎么办?

髋关节为杵臼关节,周围有坚韧的韧带及强大的肌肉瓣保护,因而十分稳定,扭转、杠杆或传导暴力均可引起股骨头通过韧带之间的薄弱区脱位。发病多见于青壮年。股骨头脱出位于 Nelaton 线之后者为后脱位,位于其前者为前脱位,传导暴力使股骨头撞击髋臼底部向骨盆内脱出则属于中心脱位。

1. 常见原因

髋关节脱位多因遭受强大暴力的冲击而致伤。

(1)髋关节后脱位:股骨头多有髂股韧带与坐股韧带之间的薄弱区穿出脱位,造成后关节囊及圆韧带撕裂。

(2)髋关节前脱位:多因髋关节极度外展外旋时,大转子顶于髋臼缘形成的杠杆作用,使股骨头至髂股韧带与耻股韧带之间的薄弱区穿破关节而脱出。

(3)中心脱位:当传导暴力时股骨头撞击髋臼底部,向骨盆脱出则属于中心脱位。

2. 症状

(1)前脱位和后脱位:前脱位的患者患肢会引起外旋和外展及屈曲畸形,患者的腹股沟会出现肿胀,还能够摸到股骨头;而后脱位的患者会引起患肢缩短和髋关节呈屈曲及不能活动、髋关节疼痛等多个方面的症状,在臀部上能够摸到凸起的股骨头,大粗隆上移的症状也特别的明显,还有一部分患者会引起坐骨神经损伤。

(2)中心脱位:中心脱位的患者会因为腹膜间隙里出血太多,使患者出现伤处肿胀和活动障碍及失血性休克等症状,患者股外侧会出现大血肿,肢体缩短的情况取决于患者股骨头内陷的情况而定,还有一些患者会合并腹腔内脏损伤等情况。

3. 应急措施

髋关节后脱位一般均可手法复位，很少有困难。复位方法以屈髋屈膝位顺股骨轴线牵引较为稳妥可靠，Allis 法为仰卧位牵引，Stimson 法为俯卧位牵引。复位时手法应徐缓，持续使用牵引力，严禁暴力或突然转向，遇有阻力时更不可强行扭转。如牵引手法无效，可改用后脱位的问号式复位手法（又称为 Bigelow 法）。髋关节前脱位顺患肢轴线牵引时，术者自前而后推动股骨头，使其向髋臼方位移动，内收下肢使之还纳。中心脱位宜用骨牵引复位，牵引 4～6 周。如晚期发生严重的创伤性关节炎，可考虑人工关节置换术或关节融合术。

现场人员如无法确定是否同时合并骨盆骨折或股骨骨折，可以仅给予固定，尽快送医院就诊。骨盆固定为将一条带状三角巾的中段放于腰骶部，绕髋前至小腹部打结固定，再用另一条带状三角巾中段放于小腹正中，绕髋后至腰骶部打结固定。股骨骨折固定为用一块长夹板放在伤肢侧，另用一块短夹板放在伤肢内侧，用 4 条带状三角巾，分别在腋下、腰部、大腿根部及膝部分环绕伤肢包扎固定，注意在关节突出部位要放软垫。若无夹板，则可以用带状三角巾或绷带把伤肢固定在健侧肢体上。

五、踝关节脱位了怎么办？

踝关节又称距骨小腿关节，是人体质量最大的屈戍关节，由胫腓骨下端的内外踝和距骨组成。距骨由胫骨的内踝、后踝和腓骨的外踝所组成的踝穴所包绕，由韧带牢固地固定在踝穴内。因距骨体处于踝穴中，周围有坚强的韧带包绕，牢固稳定。当踝关节遭受强力损伤时，常合并踝关节的骨折脱位，而单纯踝关节脱位极为罕见，多合并有骨折。

1. 常见原因

踝关节脱位多由直接或间接暴力所引起。当踝关节跖屈位时，小腿突然受到强有力的向前冲击力，可致踝关节后脱位。当踝关节背伸位，自高处坠落、足跟着地，可致踝关节前脱位。当压缩性损伤使下胫腓关节分离时，可致踝关节上脱位。

2. 症状

受伤后踝部即出现疼痛、肿胀、畸形和触痛。后脱位者胫腓骨下端在皮下突出明显，并可触及，胫骨前缘至足跟的距离增大，前足变短；前脱位者距骨体位于前踝皮下，踝关节背屈受限；向上脱位者外观可见伤肢局部短缩，肿胀剧烈。

3. 应急措施

踝部损伤是日常生活、军体活动中最常见的损伤，为了减少这类伤患的发生，应遵循"预防为主"的方针，加强卫生宣传教育，对这类损伤的病因、预防方法进行科普教育和宣传；严格遵守劳动纪律和规范操作，检查防护设备，按常规着防护装备。保持正确体位。因踝关节脱位通常合并骨折，故一旦发生损伤，应给予外固定后及时送医就诊。

第四节 骨折和跟腱断裂

一、什么是骨折？

骨折是指骨结构的连续性完全或部分断裂。多见于儿童及老年人，中青年人也时有发生。患者常为一个部位骨折，少数为多发性骨折。经及时恰当处理，多数患者能恢复原来的功能，少数患者可遗留有不同程度的后遗症。

1. 常见原因

发生骨折的主要原因主要有以下 3 种情况。

（1）直接暴力：暴力直接作用于骨骼某一部位而致该部骨折，受伤部位发生骨折，常伴不同程度软组织损伤，如车轮撞击小腿，于撞击处发生胫腓骨骨干骨折。

（2）间接暴力：间接暴力作用时通过纵向传导、杠杆作用或扭转作用使远处发生骨折，如从高处跌落足部着地时，躯干因重力关系急剧向前屈曲，胸腰脊柱交界处的椎体发生压缩性或爆裂骨折。

（3）积累性劳损：长期、反复、轻微的直接或间接损伤可致使肢体某一特定部位骨折，又称疲劳骨折，如远距离行走易致第二、三跖骨及腓骨下 1/3 骨干骨折。

2. 症状

（1）全身表现

1）休克：对于多发性骨折、骨盆骨折、股骨骨折、脊柱骨折及严重的开放性骨折，患者常因广泛的软组织损伤、大量出血、剧烈疼痛或并发内脏损伤等而引起休克。

2）发热：骨折处有大量内出血，血肿吸收时体温略有升高，但一般不超过 38 ℃，开放性骨折体温升高时应考虑感染的可能。

（2）局部表现：骨折的局部表现包括骨折的特有体征和其他表现，如疼痛、肿胀、皮温升高。

（3）骨折的特有体征有以下 3 个。

1）畸形：骨折端移位可使患肢外形发生改变，主要表现为缩短、成角、延长。

2）异常活动：正常情况下肢体不能活动的部位，骨折后出现不正常的活动。

3）骨擦音或骨擦感：骨折后两骨折端相互摩擦撞击，可产生骨擦音或骨擦感。

以上 3 种体征只要发现其中之一即可确诊，但未见以上 3 种体征者也不能排除骨折的可能，如嵌插骨折、裂缝骨折。一般情况下不要为了诊断而检查上述体征，因为这会加重损伤。

● 二、出现鼻骨骨折怎么办？

鼻是面部最突出的部位，容易受外力所伤，鼻骨骨折是耳鼻喉科常见的外伤，约占耳鼻喉科外伤疾病50%。鼻骨骨折可影响面部的外形及鼻腔的通气功能。鼻骨骨折可单独发生，严重者可合并鼻中隔骨折、软骨脱位、上颌骨额突、鼻窦、眶壁、颅底等的外伤，导致相应部位结构及功能的异常。

1. 常见原因

鼻为面部最高点，易受到外力所伤。骨质薄而宽，且缺乏周围骨质的支撑，比较脆弱，易发生骨折。鼻骨骨折多由直接暴力引起，如运动时有意或无意的外伤、斗殴、交通或工伤事故等，小儿扑跌时鼻部或额部着地等也可引起鼻骨骨折。

2. 症状

最常见症状是鼻出血和局部疼痛，严重者可出现休克。据

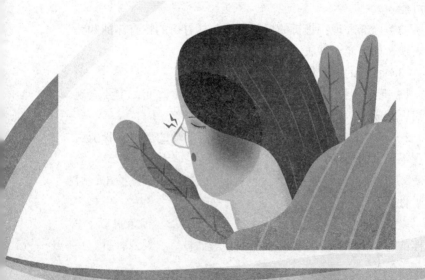

外伤的程度不同，可能会出现以下部分或全部表现。

（1）鼻骨骨折导致外鼻畸形。

（2）外鼻肿胀及其周围组织肿胀。

（3）伤及鼻黏膜、血管时可有鼻出血，鼻出血量多少不等。

（4）鼻黏膜肿胀、鼻中隔偏曲、鼻中隔血肿时可导致鼻塞。

（5）鼻清水样物流出提示脑脊液漏。

（6）视力下降，复视：见于眶壁及视神经受损。

（7）头痛、意识丧失提示颅内损伤可能。

3. 应急措施

鼻外伤后，应使用冰袋等对鼻背部冷敷，但尽量避免用力按压，若合并鼻腔出血，可捏住双侧鼻翼，同时低头，以防止血液流向咽部。同时应及时到医院就诊。对于无移位的单纯性骨折，鼻腔外形、鼻通气不受影响者不需特殊处理，待其自然愈合；而对于有鼻骨移位的鼻骨骨折，应待局部软组织肿胀消退后复位。

对复合性鼻骨骨折的治疗，最重要的原则是把抢救患者的生命放在首位，维持呼吸道通畅，积极抗休克、止血治疗，待病情稳定后再行鼻面部畸形矫正，恢复鼻腔生理功能；对于合并脑脊液漏的患者不宜进行鼻腔填塞，以免鼻腔细菌逆行感染颅内。

● **三、出现颈椎骨折怎么办？**

颈椎骨折系指因直接或间接暴力所致的颈椎骨、关节及相关韧带的损伤，并常伴有脊髓和脊神经根损伤，多属非稳定性骨折，是脊柱损伤中较严重的一种。常见于下颈椎（$C_3 \sim C_7$）。由于损伤涉及颈髓，因此在损害的相应节段出现各种运动、感觉和括约肌功能障碍，肌张力异常及病理反射等的相应改变，患者常合并高位瘫痪，伤情十分严重。

1. 常见原因

可由垂直压缩、屈曲、牵张、旋转或剪切力引起，屈曲性暴力是造成颈椎骨折脱位的主要原因。骨折脱位引起颈椎管局限性狭窄，极易损伤脊髓，尤其在颈5～7的颈膨大处的骨折脱位，更易合并脊髓损伤。在正常解剖时，颈3～7的椎管矢状径约为14 mm，如果≤12 mm，脊髓就会受到压迫。因此，骨折脱位时椎体前移达椎体矢状径的1/3～1/2，脊髓受压就很难幸免。

2. 症状

（1）颈部症状：颈部疼痛，活动障碍，颈肌痉挛，颈部广泛压痛，并且发麻发胀，局部症状严重。

（2）脊髓损伤：除少数幸运者之外，一般均有程度不同的瘫痪体征，而且脊髓完全性损伤的比例较高。如果瘫痪平面高（如颈4平面），可能出现呼吸肌麻痹引起呼吸困难，并继发坠积性肺炎；而腹胀、压疮及尿路感染亦相当常见。

3. 应急措施

怀疑颈椎骨折时最重要的是不要随意搬动伤者，到达现场首先迅速对患者进行评估，包括询问病史，了解受伤的部位，暴力作用的方式、强度和时间；观察全身变化（神志、呼吸、脉搏、血压）；检查局部体征（局部肿胀、压痛、局部畸形、反常活动）等。如果患者已经出现意识丧失，最基本的紧急处理是保证呼吸道畅通（注意千万不要让头扭动，只让颈部向前伸即可——托颌法）；若患者已没有呼吸，应进行人工呼吸。

及早固定患肢可以起到镇痛、止血、防止进一步损伤神经和血管作用。对颈椎损伤的患者，先用颈托外固定，而后再平移至担架上。若无颈托，可用沙袋或折好的衣服放在颈的两侧加以固定。

搬运患者时必须注意避免再损伤的发生，脊柱损伤的患者，搬运时将患者仰卧，由3～4人分别托起头、肩膀、腰部、下肢，协同将患者平移或滚动至担架上。严禁采用搂抱或一人抬头、一人抬脚的办法，以免加重脊柱的损伤。

● 四、出现胸腰椎骨折怎么办？

胸腰椎骨折是指由于外力造成胸腰椎骨质连续性的破坏。这是最常见的脊柱损伤。在青壮年患者中，高能量损伤是其主要致伤因素，如车祸、高处坠落伤等。老年患者由于本身存在骨质疏松，致伤因素多为低暴力损伤，如滑倒、跌倒等。胸腰椎骨折患者常合并神经功能损伤，且由于致伤因素基本为高能损伤，常合并其他脏器损伤，这为治疗带来了极大的困难和挑战。

1. 常见原因

脊柱受到外力时，可能有多种外力共同作用，但多数情况下，只是其中一种或两种外力产生脊柱损害。作用于胸腰椎的外力包括压缩、屈曲、侧方压缩、屈曲-旋转、剪切、屈曲-分离、伸展。

（1）轴向压缩：在胸腰段主要产生相对垂直的压缩负荷。这将导致终板的破坏，进而导致椎体压缩。作用力足够大时，将会导致椎体爆裂骨折。

（2）屈曲：屈曲暴力将会导致椎体、椎间盘前缘压缩，同时椎体后缘产生张应力。虽然后侧韧带可能没有撕裂，但是可能会产生撕脱骨折。屈曲压缩损伤伴有中柱结构的破坏将会导致脊柱的机械不稳定，进行性加重的畸形，以及神经损害。

（3）侧方压缩：侧方压缩的作用机制类似于椎体前侧的压缩损伤，只不过作用力在椎体的侧方。

（4）屈曲-旋转：屈曲-旋转损伤机制包括屈曲和旋转两种作用力。单纯屈曲外力的作用，主要损伤可能是前侧骨结构破裂。随着旋转暴力的增加，韧带和关节囊结构将会受到破坏，这将会导致前柱和后柱结构的损坏。

（5）屈曲-分离：这种损伤中屈曲轴向前移位（通常靠近前腹壁），脊柱受到较大的张力。椎体、椎间盘、韧带将会被撕裂或损坏，可能会导致单纯骨损害。骨与韧带结构同时受损，或者单纯软组织损伤。

（6）剪切：其作用机制类似于屈曲-旋转作用，可以产生脊柱的前、侧、后滑椎畸形。创伤性前滑椎是最常见的损伤类型，常伴有严重的脊髓损伤。

（7）过伸损伤：过伸损伤产生于躯体上部向后过伸外力作用。

2. 症状

（1）损伤的局部表现：外伤后局部剧烈的疼痛，伴有损伤部位的压痛。

（2）神经损害的表现：伤后躯干及双下肢感觉麻木，无力，或者刀割样疼痛，大小便功能障碍（无法自行排便或者二便失禁），严重者可以双下肢感觉运动完全消失。

（3）合并损伤的表现：腹痛、呼吸困难、休克、意识丧失等。

3. 应急措施

非手术治疗是胸腰椎骨折的基本治疗方法之一，主要方法是支具外固定或卧床休息治疗，包括一段时间的卧床休息直到全身症状的缓解，接着应用支具固定10～12周，并逐步进行功能锻炼。

患者应平卧休息，注意保暖，保持呼吸道通畅，并呼叫急救车，等待救援，等待过程中尽量减少对患者的搬运。

● 五、出现骨盆骨折怎么办？

骨盆骨折是一种严重外伤，占骨折总数的1%～3%，多由高能外伤所致，50%以上伴有并发症或多发伤，致残率高达50%～60%。最严重的并发症是创伤性失血性休克及盆腔脏器合并伤，救治不当会导致死亡，死亡率达 10.2%。

1. 常见原因

多由高能外伤所致。据统计，骨盆骨折中 50%～60% 由汽车车祸造成，10%～20% 是由于行人被撞，10%～20% 为摩托车外伤，8%～10% 为高处坠落伤，3%～6% 为严重挤压伤。

低能创伤所造成的骨盆骨折多为稳定性骨折，多发生于老年人跌倒及低速车祸，或者未成年人及运动员髂前上棘或坐骨结节撕脱骨折，前者因缝匠肌，后者因腘绳肌猛力收缩所致，而高能外力所造成的骨折多为不稳定骨折。

2. 症状

（1）患者有严重外伤史，尤其是骨盆受挤压的外伤史。

（2）疼痛广泛，活动下肢或坐位时加重。局部压痛、淤血，下肢旋转、短缩畸形，可见尿道口出血，会阴部肿胀。

（3）脐棘距可见增大（分离型骨折）或减小（压缩型骨折）；髂后上棘可有增高（压缩型骨折）、降低（分离型骨折）、上移（垂直型骨折）。

（4）骨盆分离挤压试验、"4"字征、扭转试验呈阳性，但禁用于检查严重骨折患者。

3. 应急措施

休克及各种危及生命的并发症应尽快送至医院进行处理。骨盆骨折常合并多发伤占 33%～72.7%，休克的发生率为30%～60%。严重骨盆骨折的死亡率为 25%～39%，都是由直接或间接骨盆骨折出血引起。因此骨盆骨折的早期处理一定要的遵循高级创伤生命支持的基本原则，首先抢救生命，稳定生命体征后再对骨盆骨折进行相应的检查及处理。在急救现场，简单地用床单、胸腹带等包裹及固定骨盆也能起到一定的稳定骨盆及止血的作用。

● 六、出现股骨颈骨折怎么办？

股骨颈骨折常发生于老年人，随着人们的寿命延长，其发病率日渐升高，尤其随着人口老龄化，已成为严重的社会问题。其临床治疗中骨折不愈合和股骨头缺血、坏死是 2 个主要的难题。至今，股骨颈骨折的治疗及结果等多方面仍遗留许多未解决的问题。

1. 常见原因

老年人发生骨折的基本因素是骨质疏松、骨强度下降，且股骨颈上区滋养血管孔密布，使股骨颈生物力学结构削弱而变脆弱；老年人髋周肌群退变，反应迟钝，不能有效地抵消髋部有害应力，而髋部受到应力较大（体重的 2～6 倍），局部应力复杂多变，因此，即使是平地滑倒、由床上跌下或下肢突然扭转，甚至在无明显外伤的情况下都可能发生骨折。而青壮年股骨颈骨折，通常由于严重损伤如车祸或从高处跌落致伤。由于过度过久负重劳动或行走，逐渐发生的骨折，称为疲劳骨折。

2. 症状

（1）症状：老年人跌倒后诉髋部疼痛，不能站立和行走，应想到股骨颈骨折的可能。

（2）体征

1）畸形：患肢多有轻度屈髋屈膝及外旋畸形。

2）疼痛：髋部除有自发疼痛外，移动患肢时疼痛更为明显。在患肢足跟部或大粗隆部叩打时髋部也感到疼痛，在腹股沟韧带中点下方常有压痛。

3）肿胀：股骨颈骨折多系囊内骨折，骨折后出血不多，又有关节外丰厚肌群的包围，因此，外观上局部不易看到肿胀。

4）功能障碍：移位骨折患者在伤后不能坐起或站立，但也有一些无移位的线状骨折或嵌插骨折病例，在伤后仍能走路或骑自行车。对这些患者要特别注意，不要因遗漏诊断使无移位稳定骨折变成移位的不稳定骨折。在移位骨折，远端受肌群牵引而向上移位，因而患肢变短。

患侧大粗隆升高表现：①大粗隆在髂 - 坐骨结节连线之上。②大粗隆与髂前上棘间的水平距离缩短，短于健侧。

3. 应急措施

尽快送患者至医院诊治，等待急救车时尽量减少搬运患者。

● **七、出现小腿骨折怎么办?**

小腿骨折主要指胫腓骨骨折。胫腓骨骨干骨折是全身骨折中最为常见的骨折类型，多见于 10 岁以下儿童。其中以胫骨干单骨折最多，胫腓骨干双骨折次之，腓骨干单骨折最少。胫骨是连接股骨下方的支承体重的主要骨骼，腓骨是附连小腿肌肉的重要骨骼，并承担 1/6 的承重。胫骨中下 1/3 处易于骨

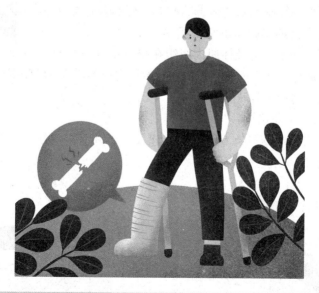

折。胫骨上 1/3 骨折移位，易压迫腘动脉，造成小腿下段严重缺血坏死。胫骨中 1/3 骨折淤血潴留在小腿的骨筋膜室，可增加室内压力，造成缺血性肌挛缩。胫骨中下 1/3 骨折可使滋养动脉断裂，易引起骨折延迟愈合。

1. 常见原因

小腿骨折多由于直接暴力引起，直接暴力多见为压砸、冲撞、打击致伤，骨折线为横断形或粉碎性。有时两小腿在同一平面折断，软组织损伤常较严重，易造成开放性骨折。间接暴力多见为高处跌下、跑跳的扭伤或滑倒所致的骨折。骨折线常为斜形或螺旋形，胫骨与腓骨多不在同一平面骨折。

2. 症状

局部疼痛、肿胀，畸形显著，表现成角和重叠移位。应注意是否伴有腓总神经损伤，胫前、胫后动脉损伤，胫前区和腓肠肌区张力是否增加。往往骨折引起的并发症比骨折本身所产生的后果更严重。

外伤性胫腓骨骨折多为重大暴力引起的损伤，并常同时合并其他部位损伤及内脏器官损伤。胫腓骨骨折合并血管损伤，肌肉丰富的小腿肌群组织极易受累，因为骨骼肌对缺血较为敏感，通常认为肢体肌肉组织在缺血 6～8 小时就可以发生变性、坏死。严重的软组织损伤和术后伤口感染所致的脓毒血症亦大大增加了截肢的危险性。

3. 应急措施

如果现场没有专业人员，建议患者外固定后尽快至医院诊治。

● 八、出现髌骨骨折怎么办？

髌骨骨折是较常见的损伤，以髌骨局部肿胀、疼痛、膝关节不能自主伸直，常有皮下瘀斑及膝部皮肤擦伤为主要表现的骨折。髌骨骨折的发生年龄一般在 20～50 岁，男性多于女性，约为 2∶1。

1. 常见原因

骨折为直接暴力或间接暴力所致。髌骨骨折常见原因为外伤。

2. 症状

髌骨骨折后关节内大量积血，髌前皮下淤血、肿胀，严重者皮肤可发生水疱。活动时膝关节剧痛，有时可感觉到骨擦感。有移位的骨折，可触及骨折线间隙。

3. 应急措施

患者尽快至医院就诊。石膏托或管型固定适用于无移位髌骨骨折，不需手法复位，抽出关节内积血，包扎，用长腿石膏托或管型固定患肢于伸直位 3～4 周。在石膏固定期间练习股四头肌收缩，去除石膏托后练习膝关节伸屈活动。

● 九、出现跟腱断裂怎么办？

跟腱是足踝后部人体最强大的肌腱，能承受很大的张力，除个别疾病和特殊的动作外，在日常生活中很难发生跟腱断裂。跟腱断裂发生的高危人群是学生运动员和演员，除少数跟腱原位外伤导致的开放性跟腱断裂外，大部分跟腱断裂是由间接外力引发。跟腱断裂好发于开春及初秋。

1. 常见原因

跟腱断裂高发年龄为 30～50 岁的男性。在发达国家其发病率为每年（2～10）人 /10 万人。在发展中国家和欠发达地区发病率相对较低。发生断裂患者的平均年龄约 35 岁，男性患者占绝对比例，男女发病比例为（4～20）∶1。有两类跟腱断裂高发人群应该引起注意，一类是平时生活处于相对静态而有意愿间断性参加高强度体育活动的人，另一类是常年处于低强度长时间体育活动的人，以上两类人群是跟腱断裂的高危人群。气候温暖的季节是跟腱高发的时段，而在气候从不适合参加户外体育活动到适合参加户外体育活动的节点处是发病的最高峰，一般为冬春交接和夏秋交接时。

除直接暴力导致的跟腱断裂外，间接暴力导致跟腱断裂的机制是当踝关节处在过伸位小腿三头肌突然发力引起。当踝关节在背伸20°～30°发力跖屈时跟骨结节到踝的轴心半径大，跟腱处于极度紧张状态，此时突然用力踏跳，已紧张的跟腱需要承担超过自身重力数倍的力而发生断裂。

引起跟腱断裂的其他高危因素还包括激素的使用，如喹诺酮类抗生素的使用；痛风、甲状腺功能亢进、肾功能不全、动脉硬化；既往的跟腱损伤或病变；感染、系统性炎性疾病；高血压及肥胖等原因。

2. 症状

直接外伤引起的开放性跟腱断裂伤处皮肤裂开出血，伤口内可见跟腱组织。部分患者因跟腱断裂回缩不易察觉易漏诊，后多因提踵无力再次就诊。检查时进行捏小腿三头肌试验进行诊断。

间接外力导致的跟腱断裂发生于踝关节背伸位进行弹跳或

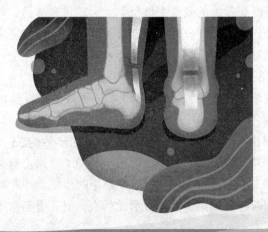

蹬踏动作时。患者常诉有足跟后方有棒击感，随即出现提踵无力，无法完成蹬地、跳跃等动作。表现为行走困难和推进无力并伴有跛行，跟腱处出现凹陷，接下来的数小时或数天内软组织逐渐肿胀。踝关节后方出现沿足跟瘀斑。最易明确诊断的检查方法是通过挤压小腿后方肌肉（Thompson 征）来判断腓肠肌 - 比目鱼肌复合体的连续性。嘱患者俯卧，双足置于床沿外，手捏小腿三头肌肌腹，正常侧踝于捏肌肉时立即跖屈，跟腱完全断裂时捏肌肉时踝关节不动。

3. 应急措施

有后足棒击感并伴有后足疼痛跖屈困难的患者应尽快至医院就诊，明确或排除跟腱断裂的诊断，防止演变成陈旧跟腱断裂。对于开放伤口的跟腱断裂需要在尽可能短的时间内进行手术，防止伤口感染。

从事运动的过程中掌握正确的技术动作是避免跟腱断裂的重要手段。对于不经常参加体育活动的人群，应逐步增加日常活动量，运动前做好热身准备活动，运动时结合自身具体情况选择适度的运动量，减少过长的运动时间等，以预防跟腱断裂的发生。

第五节　软组织感染

● **一、得了甲沟炎怎么办？**

甲沟炎是指（趾）甲周围软组织的化脓性感染，是细菌通过甲旁皮肤的微小破损侵袭至皮下并发生繁殖引起的，临床表现为患处红、肿、疼痛，伴炎性渗出及肉芽组织增生，是一种外科常见疾病。

1. 常见原因

（1）遗传因素。

（2）畸形趾甲：肉包趾甲。

（3）机械损伤：手指可由于撕剥肉刺、刀切伤、门挤伤等引起。足趾多由于踢足球碰撞、踩伤或被重物砸伤等，使足趾产生破损，影响到甲床或甲母细胞时趾甲也会出现畸形。

（4）修剪趾甲不当：趾甲剪得太短，旁边的软组织因为没有趾甲覆盖就会向上长，结果趾甲长出来后就刺到软组织内，而形成嵌甲。穿不合适的鞋子：不合适的鞋子如尖头皮鞋，前面太窄，会把足趾的软组织挤起来，时间久了就会形成嵌甲。有个别人有用牙咬指甲的坏习惯，因口腔细菌较多，极易形成甲沟炎。

（5）身体过胖。

（6）真菌感染：灰指（趾）甲。

2. 症状

甲沟炎发病时表现为患趾患侧红、肿、热、痛，甚至甲沟形成脓肿和甲下积脓。

3. 应急措施

（1）浸泡法及湿敷法：早期的甲沟炎可以通过外敷碘伏、碘仿和浸泡黄连液、硼酸、酒精等，以达到抗感染、消肿、灭菌的效果，但是效果不尽相同。

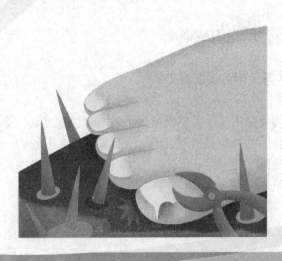

（2）抗感染治疗：包括全身用药及局部治疗，一般用于不适宜或不能耐受有创的患者，如年老体弱的患者等。

（3）引流、局部减压消肿：甲沟炎常伴随红、肿、热、痛等症状，在短时间内会化脓，并逐步扩散到甲根和甲沟处，形成甲周围炎症，如果不及时处理，脓肿会继续发展，所以要及时地解除脓肿的压迫，引流消肿。

● 二、得了淋巴管炎怎么办？

淋巴管炎多数是通过局部创口或溃疡感染细菌所致，也有一些没有明确的细菌侵入口，感染从淋巴管传播到局部的淋巴结所致。多见于四肢，有一条或数条红线向近侧延伸，沿行程有压痛，所属淋巴结可肿大、疼痛，严重者常伴有发热、头痛、全身不适，食欲缺乏及白细胞计数增多。

1. 常见原因

多数是由溶血性链球菌引起，可能来源于口咽炎症，足部真菌感染，皮肤损伤及各种皮肤，皮下化脓性感染。主要病理变化为淋巴管壁和周围组织充血、水肿、增厚，淋巴管腔内充满细菌，凝固的淋巴液及脱落的内皮细胞。

2. 症状

感染病灶近侧皮肤沿淋巴管走行可见一条或数条红线，并向近心端延伸，局部较硬，有压痛。四肢为好发部位，有损伤感染病源。可见一条或数条"红线"向近侧延伸，有压痛，所属淋巴结肿大、疼痛。严重者往往有发热、头痛、全身不适，厌食，血常规白细胞计数增加。

3. 应急措施

如有全身症状时，卧床休息、抬高患肢、限制肢体活动及给高热量饮食。应防止"脚气"感染及丝虫病感染，一旦感染，要及早治疗。

● 三、得了下肢静脉曲张怎么办？

下肢静脉曲张是一组由于大隐静脉瓣膜功能不全、静脉阻塞、肌泵功能不全导致的下肢血液倒灌、回流受阻所致浅静脉曲张、静脉高压、皮肤微循环障碍的综合征。

1. 常见原因

年龄过大、长期站立、患有静脉炎、妊娠女性及家族史。

2. 症状

具体可以分为两类：下肢静脉倒流和下肢静脉回流障碍，两者的临床表现、病情和程度各不相同。

（1）下肢静脉倒流：包括单纯下肢浅静脉曲张和下肢瓣膜功能不全。

1）单纯下肢浅静脉曲张：病因多为持久站立等引成隐股静脉瓣功能不全而发病。主要临床表现为沿大隐静脉或小隐静脉走行的下肢浅静脉行曲、扩张，包括下肢肿胀、色素沉着、皮疹和溃疡，有时合并浅静脉血栓形成或者静脉炎等。

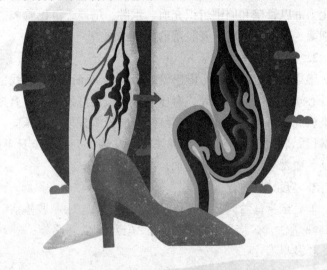

2）下肢静脉瓣膜功能不全：静脉瓣膜有防止血液逆流的作用，由于静脉高压使瓣膜相对关闭不全或其他原因致使瓣膜破坏或缺如，静脉血液倒流，引起浅静脉曲张等一系列症状。

（2）下肢静脉回流障碍：包括下肢深静脉血栓形成后综合征、髂静脉压迫综合征、下腔静脉阻塞综合征、布-加综合征和先天性血管畸形。

1）下肢深静脉血栓形成后综合征：是急性下肢深静脉血栓形成3个月后，出现以肢体肿胀、浅静脉曲张和足靴区皮肤营养障碍引起淤积性溃疡，严重者丧失肢体功能，是下肢深静脉血栓形成最严重的并发症。

2）髂静脉压迫综合征：左侧髂总静脉，后侧腰骶椎，前面右侧髂总动脉，当髂静脉受到上述解剖结构的前后压迫时，静脉壁反复受到压迫刺激，左侧髂总静脉受到长期的动脉搏动可以使其腔内粘连，内膜慢性增生和纤维化，动静脉间发生粘连等病理改变，压迫和病变使下肢静脉回流受阻，引起一系列临床症状。

3）下腔静脉阻塞综合征：病因包括腔内血栓形成、下腔静脉壁赘生物、肿瘤侵犯或者压迫、继发于感染、外科手术等纤维性粘连、手术结扎、栓塞和先天性异常等。

4）布-加综合征：肝后段下腔静脉和（或）肝静脉狭窄或完全闭塞的病变。因为病变的位置不一样，临床表现也不同。肝静脉阻塞型患者，多表现为门静脉高压。下腔静脉阻塞患者，有下腔静脉高压和门静脉高压的症状。门静脉高压表现为腹水、肝脾大、胃食管静脉曲张和肝功能损害等。下腔静脉高压表现为胸腹壁静脉曲张、下肢静脉曲张（常累及双卜肢），出现色素沉着、皮疹、经久不愈的溃疡和其他全身症状。

5）先天性血管畸形：病变主要常见于下肢和头面部，出生时即存在，体征和症状通常不明显，病情一般进展比较慢，随生长发育表现出明显的症状和体征，引起相关的并发症。由于病灶的大小、深浅和累及范围不同，突出表现是浅静脉曲张，重者侵犯神经和重要脏器，引起循环血流改变等一系列并发症，严重者危及生命。

3. 应急措施

出现或怀疑下肢静脉曲张时应该到医院血管外科就诊，避免局部皮肤感染。

● 四、得了破伤风感染怎么办？

破伤风在世界各国或地区中发生呈散在性。破伤风的潜伏期平均为 1～2 周，短至 1～2 天、长达 2 个多月；新生儿破伤风的潜伏期为 5～7 天。

1. 常见原因

破伤风是一种由破伤风杆菌侵入伤口内繁殖、分泌毒素引起急性中毒的人畜共患疾病，以骨骼肌持续性痉挛和神经反射兴奋性增高为特征。

2. 症状

破伤风在临床上主要表现为 2 组症状，即神经系统脱抑制的表现和自主神经失调。

（1）神经系统脱抑制的表现：早期可有全身不适、头痛、颈痛、肩痛、肢痛和咀嚼不便等，继而出现肌强直和肌痉挛。肌强直表现为腹肌坚如木板、角弓反张、张口困难和牙关紧闭等；肌痉挛呈阵发性，可自发，也可由外界刺激引起。面肌出现特征性的痉挛（苦笑面容）。咽肌和胸肌痉挛可导致吞咽困难、饮水咳呛、喉头阻塞和发绀等，通气功能也会受到影响。肛门和膀胱括约肌痉挛常引起顽固性便秘和尿潴留。肌强直在痉挛间歇期仍持续存在，是破伤风的特征表现之一。

（2）自主神经失调表现：不稳定的高血压、心动过速、心律失常、周围血管收缩、大汗和发热等。

3. 应急措施

（1）伤口的处理：伤口的正确处理是破伤风治疗中极其重要的一环。应彻底清除伤口异物和坏死组织，应彻底清除伤口异物和坏死组织，彻底清除引流病灶；伤口应敞口而不包扎，用3%过氧化氢溶液浸泡或反复冲洗伤口。对较大、较深、感染严重的伤口，可在伤口周围注射破伤风抗毒素以中和破伤风毒素。对复杂、难以彻底引流、在短期观察治疗下病情仍继续进展的伤口，应及时进行外科手术以彻底切除病灶、有时甚至需要及时截肢。

（2）其他辅助治疗措施：破伤风患者牙关紧闭或喉头痉挛均会造成无效通气，故对呼吸受到严重影响的患者应尽早施行气管切开术，以改善通气状况并可在必要时再进行人工辅助呼吸。破伤风患者常因吞咽困难而合并营养不良，应注意胃肠外的营养支持。

4. 预防

破伤风是一种完全可以预防的疾病，关键的预防措施为预防接种，可分为受伤前的主动免疫及受伤后的主动和被动免疫接种。推广新法接生、正确处理外伤后伤口等措施也有助于预防破伤风。对外伤患者，如有感染破伤风的危险，应及时进行预防。只有未接受过主动免疫接种且伤口污染严重者才需注射破伤风抗毒素或人破伤风免疫球蛋白进行被动免疫。

● 五、得了丹毒怎么办?

丹毒又称急性网状淋巴管炎，是一种累及真皮浅层淋巴管的感染，是由乙型溶血性链球菌沿皮内网状淋巴管感染扩散，导致皮肤及皮下组织的急性炎性反应。

1. 常见原因

诱发因素为手术伤口或鼻孔、外耳道、耳垂下方、肛门、阴茎和趾间的裂隙。皮肤的任何炎症，尤其是有皲裂或溃疡的炎症（如足癣）为致病菌提供了侵入的途径。轻度擦伤或搔抓、头部以外损伤、不清洁的脐带结扎、预防接种和慢性小腿溃疡等均可能导致此病。致病菌可潜伏于淋巴管内，引起复发。

2. 症状

起病急，前驱症状有突然发热、寒战、不适和恶心。足部或小腿片状红疹，稍隆起，压之褪色，并进行性扩大，界线清楚。患处皮温高、紧张，并出现硬结和非凹陷性水肿，受累部位有触痛、灼痛，常见近卫淋巴结肿大，伴或不伴淋巴结炎。也可出现脓包、水疱或小面积的出血性坏死。好发于小腿、颜面部。严重者伴高热、畏寒及头痛等。丹毒的复发可引起持续性局部淋巴水肿，最后导致永久性肥厚性纤维化，称为慢性链球菌性淋巴水肿。

3. 应急措施

（1）局部治疗：皮损表面注意清洁，避免感染。可采用加压减轻淋巴水肿，有助于预防复发。可辅以物理疗法，如窄波紫外线照射等。

（2）外科疗法：慢性持续水肿对以上治疗方案无效，可行外科整形治疗。

4. 丹毒的预防措施

要积极治疗原发病灶，禁止挖鼻孔、保持口腔卫生以预防颜面部丹毒的复发；彻底治疗手足癣，防止下肢丹毒的复发；湿疹等皮肤病尽早治疗，防止搔抓皮肤黏膜所致损伤部位致病菌侵入。此外，治疗丹毒要彻底，不宜过早停止治疗，巩固疗效，防止复发。

（姬文卿　董桂娟　苏路路　赵　鑫　杨　军　何新华）

第六章 皮 肤 急 症

第一节 户外皮外伤

一、遇到刺伤如何救治？

在日常劳动、生活中，手或身体其他部位被长而尖的物体如木刺、竹篾、铁钉、玻璃碴、鱼刺等刺入会造成刺伤。刺伤伤口多半小而深，有时会伤及深处的神经、血管及重要器官。如果处理不当，不仅容易引起深部组织感染，还可引起破伤风，威胁生命。因此，对刺伤不可掉以轻心。

1. 常见原因

手外伤如钉、针、竹尖、木片、小玻片等刺伤，特点是进口小，损伤深，可伤及深部组织，并可将污物带入深组织内，导致异物存留腱鞘或深部组织感染。

2. 症状

刺伤经常合并出血、疼痛、肿胀、功能障碍等症状。

3. 应急措施

（1）遇到较深的刺伤，如果不在重要器官附近，可以拔除异物，并从伤口把血挤出来，再用消毒纱布包上，然后去医院诊治。

（2）如对刺伤没有把握，就不能把刺物拔掉，应速去医院，经医生检查，确定未伤及内脏及较大血管后再拔出异物，以免发生大出血。

4. 刺伤后的注意事项

（1）刺伤后，经简单地急救处理后，应速去医院注射破伤风抗毒素或人破伤风免疫球蛋白，同时按医嘱服用抗生素或消炎药。

（2）能引起破伤风的破伤风杆菌在任何土中都存在，再轻的伤也有被感染的概率，而且破伤风病死率为 70%～80%，是病死率高的疾病。

（3）刺伤时还会有异物存留，如竹棍刺入皮肤，在拔出的过程中会有倒刺遗留；刺入皮肤的钢针也会产生针头部折断现象。在家庭生活中，人们常用针挑刺，实际上就是去除刺伤后的异物；如果异物较深，就必须让医生处理。

（4）踩在长锈或带土的钉子上，不要认为涂上红药水就万事大吉了，它更有感染破伤风的危险。

● **二、出现擦伤如何救治?**

人们在生活、工作中难免会遇到一些小的意外伤害，打篮球、踢足球、跑步的时候最容易出现擦伤，发生这些小外伤时人们往往会在皮肤表面擦抹一些外用药物来治疗，殊不知，对待不同的擦伤，治疗方法也是不同的。

1. 常见原因

有外力引起的擦伤。由于钝器（略有粗糙）机械力摩擦的作用，造成表皮剥脱、翻卷。可表现为抓痕、擦痕、撞痕、压痕、压擦痕等，损伤轻微，但可反映暴力作用点、暴力作用方向、施暴意图及致伤物特征等。在摩擦表面的滑动方向上形成细而浅的犁痕式破坏。

2. 症状

擦伤是皮肤表面被粗糙物擦破的损伤，最常见的是手掌、肘部、膝盖、小腿的皮肤擦伤。擦伤后可见表皮破损，创面呈现苍白色，并有许多小出血点和组织液渗出。由于真皮含有丰富的神经末梢，损伤后往往十分疼痛，但表皮细胞的再生能力很强，如伤口无感染则愈合很快，并可不留瘢痕。

3. 应急措施

擦伤不严重只损伤了表皮，可先用清水冲洗干净伤口。擦伤表面常沾有一些泥灰及其他脏物，所以清洗创面是防止伤口感染的关键步骤。可在药店买一点碘伏或碘酒等给伤口进行消毒处理即可，一般来说，过几天伤口就会愈合。

如擦伤情况比较严重，应该先用淡肥皂水进行伤口清洁，然后视情况来选择碘酒、酒精棉球消毒伤口及周围，沿伤口边缘向外擦拭，注意不要把碘酒、酒精涂入伤口内，否则会引起强烈的刺激痛。包扎用消毒纱布或清洁布块包扎伤口，小伤口可不包扎，但都要注意保持创面清洁干燥，创面结痂前尽可能不要沾水。

如果擦伤情况严重，请在他人的帮助下去医院进行处理，听从医生的建议注射破伤风抗毒素，不要小瞧了伤口的威胁性，做好防护措施，让自己的伤口尽快恢复。

4. 擦伤后的注意事项

皮肤擦伤慎用创可贴，许多人擦伤皮肤后，习惯贴一片创可贴了事，但擦伤的伤口不适宜用创可贴，而应该让伤口自然暴露在空气中，以待愈合。这是因为擦伤皮肤的创面比普通伤口大，再加上普通创可贴的吸水性和透气性不好，不利于创面分泌物及脓液的引流，反而有助于细菌的生长繁殖，容易引起伤口感染，甚至导致溃疡。

● **三、日常生活中出现手指切割伤怎么办？**

在日常生活中，经常会出现手指被石块、金属块砸伤、门窗挤伤或切菜时切伤等情况。那么，如果不小心切伤手指流血了，该怎么做？接下来为你介绍手指切割伤如何处理。

1. 常见原因

切割伤主要由锐器如刀片、玻璃碎片等割裂引起。

2. 症状

伤口边缘一般比较平整，仅少数伤口的边缘组织有破碎比较粗糙。出血可呈渗溢状或涌溢状，个别固有小动脉破裂出血呈喷射状。经过处理，伤口可止血和闭合，但局部组织发生炎症反应，故有轻度疼痛和红肿。如果伤口并发感染，局部的红、肿、疼痛会加重，还可有发热等症状；继而伤口发生化脓性病变，不能顺利愈合。

3. 应急措施

（1）止血：一般的出血，用干净的纱布或手绢、毛巾在出血部位加压包扎即可，也可以用另一只手或由他人对伤手加压，既有效，也不会造成不良后果。如果手的动脉损伤发生大出血，可用纱垫或是干净的衣物包裹上臂 1/3 部位，止血带或弹性胶管束缚止血。但应每隔 1 小时松开止血带 5～10 分钟，

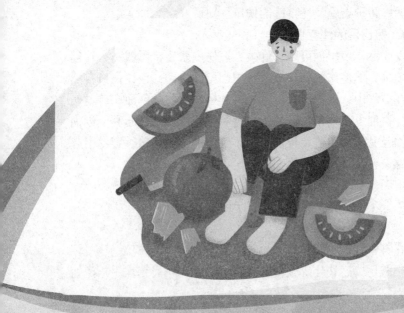

以免手部缺血坏死。注意不要用尼龙绳、电线等捆扎手腕或上臂等部位，否则不仅不能止血，反而加重出血，有的甚至造成手指坏死。

（2）防止进一步污染：不要在伤口上涂抹甲紫之类的药物，以免影响医生判断病情。

（3）防止损伤加重：如果手指发生骨折，不全离断时，要用小木板、铁皮等临时做固定，同时也能起到镇痛的作用。

假如发生断手指或断手，不要随意丢弃断肢，请用无菌纱布包裹断指，外罩塑料袋，在袋外放一些冰块，尽快转运，争取在6～8小时进行再植手术。千万不可把断指浸入酒精、消毒水或盐水等液体中转运，以免破坏断指的组织结构，影响再植成活率。

● **四、挫伤了怎么办？**

由钝性物体直接作用于身体软组织而发生的非开放性损伤。头部、关节、胸壁、骨盆和腰背部等为多发部位。

1. 常见原因

活动中互相碰撞，被踢伤、棒打、车撞、马踢、跌倒等意外伤害是较常见的原因。

2. 症状

挫伤的临床症状差别很大。轻度挫伤一般为毛细血管溢血造成肿胀、明显的疼痛等症状。重度挫伤则可引起血肿甚至休克。部位不同的挫伤也可引起不同的功能障碍，如关节挫伤可在运动时出现明显疼痛；胸壁挫伤可出现血胸，甚至骨折、并发休克和心肺功能异常等。

3. 应急措施

轻微软组织挫伤的治疗通常可以采用镇痛、理疗、制动等方法。在受伤24小时内，局部可用冷敷，可以使局部毛细血管收缩，组织水肿减轻，起到止血、消肿、镇痛的作用。同时对于软组织挫伤，皮肤无开放性损伤的情况，早期采用敷药的方法治疗，有着非常好的疗效。家庭应常备应急所需的外用膏药或软膏。挫伤处往往在敷药后就能即时消肿镇痛。敷药后用绷带固定，局部制动，不仅能保持关节于受伤韧带松弛的位置，暂时限制肢体活动，还有利于损伤韧带的修复，大大缩短了治疗时间。

● 五、遇到电击伤如何救治？

1. 常见原因

人体接受一定量的电流或被闪电（雷电）与电弧击中，造成全身和局部损伤或功能障碍，甚至死亡，统称电击伤。

2. 症状

患者可出现抽搐、休克、心律失常、心搏呼吸停止，伤情轻者仅有头晕、心悸、惊慌和四肢软弱等。根据电击伤病史、全身表现、局部组织灼伤和电击创口深处组织坏死等可做出诊断。有些患者触电后，心搏和呼吸极其微弱，甚至暂时停止，处于"假死状态"，此时，不可轻易放弃对触电患者的抢救。

3. 应急措施

（1）脱离电源，立即切断电源，用绝缘的木棒将患者与电源扒开。

（2）给予心肺脑复苏，脱离电源后，立即检查患者心肺情况，如患者呼吸心搏停止，立即给予胸外心脏按压（每分钟 100～120 次，深度 5～6 cm）和人工呼吸（每分钟 16～20 次），尽快给予气管插管进行机械通气。

（3）创面处理，电灼创伤面消毒包扎，减少感染。

（4）及时处理内出血和骨折。

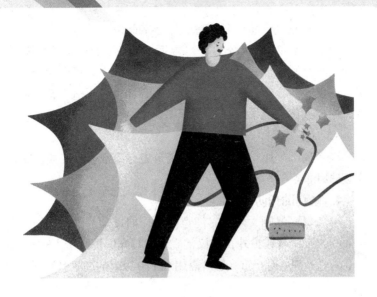

● 六、如何预防和治疗晒伤？

日照性皮炎即日光性皮炎，又称日晒伤或晒斑，为正常皮肤经暴晒后产生的一种急性炎症反应，表现为红斑、水肿、水疱和色素沉着、脱屑。本病春末夏初多见，好发于儿童、女性、滑雪者及水面工作者，其反应的强度与光线强弱、照射时间、个体肤色、体质、种族等有关。

1. 常见原因

晒伤的作用光谱主要是 UVB（户外紫外线的一个波段），正常皮肤经紫外线辐射使真皮内多种细胞释放组胺、5-羟色胺、激肽等炎症介质，使真皮内血管扩张、渗透性增加。

2. 症状

（1）晒数小时至十余小时后，在曝光部位出现境界清楚的红斑，鲜红色，严重者可出现水疱、糜烂。

（2）随后红斑颜色见变暗、脱屑，留有色素沉着或减退。

（3）自觉烧灼感或刺痛感，常影响睡眠。

（4）轻者2～3天痊愈，严重者1周左右恢复。个别患者可伴发眼结膜充血、眼睑水肿。日晒面积广者，可引起全身症状，如发热、畏寒、头痛、乏力、恶心和全身不适等，甚或心悸、谵妄或休克。

3. 应急措施

轻者局部外用炉甘石洗剂，稍重者行冷敷、糖皮质激素霜或2.5%吲哚美辛溶液。

4. 晒伤的预防

避免日光暴晒，外出时注意防护，如撑伞、戴宽边帽、穿长袖的衣服；若在户外，建议常规应用日光保护因子（SPF）15以上的遮光剂，有严重光敏者需用SPF30以上的高效遮光剂。

● 七、如何治疗冻伤？

冻伤亦称冷伤，是由冰点以下的低温导致机体的局部或全身的损伤。寒冷的强度及持续时间与冻伤程度成正比。冻伤的发生还与潮湿、冷风、接触冷物、局部血液循环障碍、全身抵抗力降低和衣着单薄等因素有关。

1. 常见原因

当身体较长时间处于低温和潮湿刺激时，就会使体表的血管发生痉挛，血液流量因此减少，造成组织缺血缺氧，细胞受到损伤，尤其是肢体远端血液循环较差的部位，如足趾。

（1）气候因素：寒冷的气候，包括空气的湿度、流速及天气骤变等。潮湿和风速都可加速身体的散热。

（2）局部因素：如鞋袜过紧、长时间站立不动及长时间浸在水中均可使局部血液循环发生障碍，热量减少，导致冻伤。

（3）全身因素：如疲劳、虚弱、紧张、饥饿、失血及创伤等均可减弱人体对外界温度变化调节和适应能力，使局部热量减少导致冻伤。

2. 症状

局部冻伤的临床表现可分为反应前期（前驱期），反应期（炎症期）和反应后期（恢复期）。

（1）反应前期：系指冻伤后至复温融化前的一个阶段，其主要临床表现有受冻部位冰凉，苍白、坚硬、感觉麻木或丧失。

（2）反应期：包括复温融化和复温融化后的阶段。冻伤损伤范围和程度，随复温后逐渐明显。其临床表现如下。

一度冻伤：最轻，亦即常见的"冻疮"，受损在表皮层，受冻部位皮肤红肿充血，自觉热、痒、灼痛，症状在数日后消失，愈后除有表皮脱落外，不留瘢痕。

二度冻伤：伤及真皮浅层，伤后除红肿外，伴有水疱，疱内可为血性液，深部可出现水肿，剧痛，皮肤感觉迟钝。

三度冻伤：伤及皮肤全层，出现黑色或紫褐色，痛感觉丧失。伤后不易愈合，除遗有瘢痕外，可有长期感觉过敏或疼痛。

四度冻伤：伤及皮肤、皮下组织、肌肉甚至骨头，可出现坏死，感觉丧失，愈后可有瘢痕形成。

（3）反应后期：系指一、二度冻伤愈合后和三、四度冻伤坏死组织脱落后、肉芽创面形成的阶段。

3. 应急措施

（1）冻伤急救：迅速将冻伤伤员移入温暖环境（25～26℃），脱掉或剪掉潮湿冻结的衣服鞋袜，防止继续受冻。尽快用42℃的温水实施快速融化复温，复温至冻区感觉恢复，皮肤颜色恢复至深红或紫红色，组织变软为止。要求浸泡时间最好15～30分钟。局部外敷冻伤膏，而后进行无菌包扎。禁用冷水浸泡、揉搓或火烤伤部。伤口疼痛可给予口服或注射镇痛药，抚慰伤员，给予心理支持。

（2）冻僵急救

1）迅速脱离受冻现场。

2）快速融化复温：适用中、重度冻僵者。在数小时内使中心温度迅速回升，以渡过冻僵状态。采用全身浸泡法复温：将受冻者置于34～35℃温水中，以防剧烈疼痛和心室颤动发生。5分钟后将水温提高至42℃，待直肠温度升至34℃，使冻者呼吸、心搏和知觉恢复。出现寒战，待肢体软化、皮肤较为红润并有热感后，停止复温。避免发生复温后休克，代谢性酸中毒和心室颤动。

第二节　厨房内常见皮外伤

● 一、厨房里的烧伤如何应对

由于高温造成的损伤称为热烧伤。如电击伤、火焰烧伤等，引起局部组织的变性坏死，较大面积的烧伤尚可引起严重的全身病理生理改变。

1. 常见原因

由于机体接触高温、电流、强辐射或者腐蚀性物质所发生的损伤。常见的致伤因素有下列3类。

（1）热力烧伤：热力为最常见和最主要的致伤原因，约占总烧伤患者的89%。其中包括火焰、烟雾、热水、热液和热的半流体、半固体、固体等。小儿烧伤又以热液、蒸气所致的烫伤较多。

（2）化学烧伤：能够造成皮肤和皮下深层组织损害的化学物质种类繁多，主要有酸、碱、苯、磷等及它们的衍生物等。

（3）电烧伤：电烧伤是指电流作用于人体表面和深部组织造成的损伤。其损伤的程度与电流的种类，电压的高低，电流在人体的途径，人体的绝缘状态，与电流接触的时间长短等因素有关。

2. 症状

按照烧伤深度和面积的不同，以及临床症状分级。

一度烧伤：又称红斑性烧伤，仅伤及表皮的一部分，但生发层健在，因而增殖再生能力活跃，常于3～5天愈合，不留瘢痕。

浅二度烧伤：伤及整个表皮和部分乳头层。由于生发层部分受损，上皮的再生有赖于残存的生发层及皮肤附件，如汗腺及毛囊的上皮增殖。如无继发感染，一般于1～2周愈合，亦不留瘢痕。

深二度烧伤：烧伤深及真皮乳头层以下，但仍残留部分真皮及皮肤附件，愈合依赖于皮肤附件上皮，特别是毛囊突出部内的表皮祖细胞的增殖。如无感染，一般需3～4周自行愈合，常留有瘢痕。临床变异较多，浅的接近浅二度烧伤，深的则临界三度烧伤。

三度烧伤：又称焦痂性烧伤。一般指全程皮肤的烧伤，表皮、真皮及皮肤附件全部毁损，创面修复依赖于手术植皮或皮

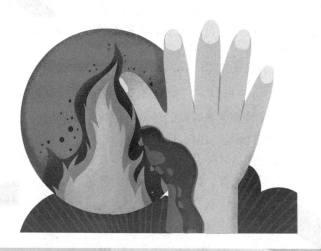

瓣修复。

四度烧伤：烧伤深及肌肉、骨骼甚至内脏器官，创面修复依赖于手术植皮或皮瓣修复，严重者需截肢。

3. 应急措施

（1）应迅速脱离热源：若衣服着火，立即脱去，或者就地卧倒打滚压灭火焰，或者以水浇，或者用衣被等物扑盖灭火。切忌站立喊叫或奔跑呼救，以防增加头面部及呼吸道被灼伤。若是热液烫伤，立即脱去热液浸湿的衣物，若不易脱除，可立即剪除衣物。

（2）及时用大量的冷水冲洗：冷疗是在烧伤后将受伤的肢体放在流动的自来水下冲洗或放在大盆中浸泡，若没有自来水，可将肢体浸入井水、河水中。冷疗可降低局部温度，减轻创面疼痛，阻止热力的继续损害及减少渗出和水肿。冷疗持续的时间多以停止冷疗后创面不再有剧痛为准，为 0.5～1.0 小时。水温一般为 15～20 ℃，有条件者可在水中放些冰块以降低水温。及时冷疗可中和侵入身体内的余热，阻止热力的继续渗透，防止创面继续加深，减轻组织烧伤深度。

（3）伤后创面不要涂带色药物如甲紫、红汞等，也不要在烧伤创面上涂红糖、酱油、食用醋、蜂蜜等，这些方法不但影响创面深度判断，还可引起或加重创面感染，应该用干燥清洁被单或衣物覆盖转送医院救治。

（4）如有化学烧伤，应立即脱去污染的衣物，用大量清洁水冲洗至少 20 分钟以上，切不可因为等待获取中和剂而耽误冲洗时间，尤其要重视眼部的冲洗，以免造成失明。

（5）对电烧伤急救时，应立即切断电源，以免抢救者自身触电。若发现伤员呼吸及心搏骤停，应在现场立即行胸外心脏按压和人工呼吸抢救，待复苏后，及时就近转送至医院进一步处理。若由于电弧使衣物着火烧伤，首先应切断电源，然后按火焰烧伤的灭火方法灭火。

- ## 二、厨房里的烫伤如何应对?

烫伤是由高温液体（沸水、热油）、高温固体（烧热的金属等）或高温蒸汽等所致损伤称为烫伤。

1. 常见原因
烫伤的原因包括水火烫伤、化学烧伤、火器伤、放射性烧伤、电击伤等，其中以水火烫伤为多见。

2. 症状
根据烫伤程度，分三度。

一度伤：烫伤只损伤皮肤表层，局部轻度红肿、无水疱、疼痛明显。

二度伤：烫伤是真皮损伤，局部红肿疼痛，有大小不等的水疱。

三度伤：烫伤是皮下，脂肪、肌肉、骨骼都有损伤，并呈灰或红褐色。

严重烧伤、烫伤患者，在转送途中可能会出现休克或呼吸、心搏停止，应立即进行人工呼吸或胸外心脏按压。伤员烦

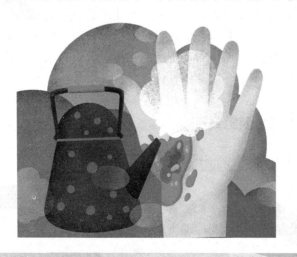

渴时，可给少量的热茶水或淡盐水服用，绝不可以在短时间内饮服大量的开水，而导致伤员出现脑水肿。

3. 应急措施

一度烧烫伤立即凉水冲洗 15～30 分钟，防止受伤部位皮肤摩擦挤压。

二度中、小面积的烧烫伤（烧伤面积＜30%），应尽快用凉水冲洗患处 30 分钟左右，再用干净毛巾包好，送到医院治疗。

二度大面积烧烫伤（烧伤面积≥30%）和三度烧伤应抓紧时间送往医院。

含有酸碱和有机化合物的烧伤，要立即用大量水清洗干净。

发生在身体被衣物覆盖部位的烧烫伤，待衣物充分凉水浸泡后，立即脱去衣物，特别是沾染有热焦油或被化学物质浸湿的衣物，这样有助于防止进一步灼伤及化学物质烧灼伤，脱衣时切记动作要轻，千万不要将皮肤搓破，若自己无法脱去，则马上去医院。

在清洗患处后，如果水疱没破，千万不要挑破，因为家庭卫生条件差，破损的皮肤可能会引起感染。

眼睛受伤，应先用水清洗 5 分钟，然后立即送去医院，千万不要随便涂抹其他药品，以免使患处更严重。

如果是手、足烧伤，可将患肢抬起，高于心脏位置。

有休克、呼吸困难表现的，直接以最快的方式去医院；途中有条件最好给予吸氧、补液治疗。

第三节　宠物致伤

一、被犬咬伤应该怎么办？

1. 症状

犬咬伤的症状为局部出现咬伤瘀点，周围红肿疼痛，甚至烦躁，怕风，恐水，畏光，痉挛抽搐，甚至瘫痪而危及生命，是一种疫病类疾病。本病早期诊断，一般预后良好。

2. 应急措施

（1）一般处理：被咬后立即挤压伤口排去带毒液的污血或用火罐拔毒，但不可用嘴去吸伤口处的污血。

用3%～5%肥皂水或0.1%苯扎溴铵反复冲洗至少30分钟，肥皂水与苯扎溴铵不可合用；冲洗后70%乙醇擦洗及浓碘酒反复涂拭。

伤口一般不予缝合或包扎，不涂软膏、不用粉剂以利于伤口排毒，伤及头面部或伤口大且深或伤口大且深，伤及大血管需要缝合包扎时，应以不妨碍引流，保证充分冲洗和消毒为前提，做抗血清处理后即可缝合。必要时使用抗生素和破伤风抗毒素。

（2）接种疫苗：狂犬疫苗和抗狂犬病免疫血清：狂犬疫苗注射接种越早效果越好。对暴露已数日数月而因种种原因一直未接种狂犬疫苗者，也应尽快给予补注射，争取在发病之前让疫苗发挥作用，此时，前一针或前两针的接种剂量应当加倍。

一旦被犬特别是可疑犬咬伤后，立刻接种狂犬病疫苗，全程接种疫苗（咬伤当天、咬伤后第3、7、14及30天注射

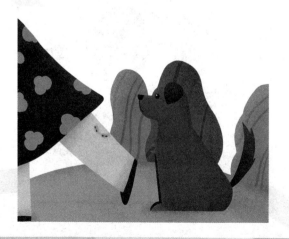

疫苗共 5 针）。被犬咬伤头面、颈部、上肢、胸背部及其他部位的多处或严重咬伤者立刻接种疫苗，并应用抗狂犬病血清，抗狂犬病血清应先在伤口部位进行浸润性注射，余下血清再进行肌内注射，并于咬伤后的第 45 天和第 60 天加注 2 针狂犬病疫苗。

● **二、得了猫抓病应该怎么办？**

猫抓病是一种以人局部淋巴结炎为主要特征的自限性疾病，患者多有被猫抓伤或与猫接触的历史。

1. 症状

典型猫抓病开始在被动物抓、咬部位形成丘疹或脓疱；第 5～50 天后发生局部淋巴结炎，常出现头、颈或上肢的淋巴结肿大，多有触痛，少数化脓；部分患者有发热、全身不适、肝脾大等表现；若无并发症，淋巴结炎通常维持 2～6 个月即可自愈。

2. 应急措施

猫抓病一般不需治疗而自愈。一般可用灭菌生理盐水或苯

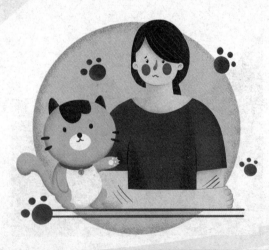

扎溴铵反复彻底冲洗伤口。若怀疑猫感染上了狂犬病，迅速到卫生防疫站紧急接种狂犬病疫苗，必要时用高免血清在伤口底部及四周进行分点注射。重症患者应到医院治疗。

● 三、被昆虫蜇伤怎么办?

一些昆虫带有毒刺，如果毒刺刺入人体会引起反应，包括毒素的直接作用（局部损伤、神经毒素等）和过敏反应。

1. 症状

局部损伤，蜇伤部位的红、肿、热、痛；神经毒素直接作用；过敏反应，出现过敏性休克、喉头水肿、惊厥或肌肉痉挛等危及生命。

2. 应急措施

如有毒刺遗留在伤口处，须用针挑出；用生理盐水或过氧化氢溶液、1∶5000 高锰酸钾溶液反复冲洗伤口；外涂激素类软膏，最好使用激素、抗生素复方制剂，如曲咪新乳膏。红肿痛明显者，须至医院进一步治疗。

发现患者出现休克表现时，应立即拨打急救电话，并让患

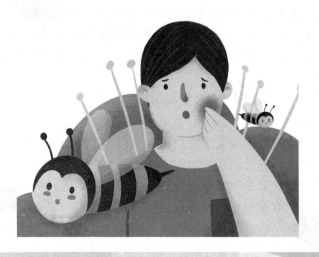

者平卧，观察其意识；对出现心搏骤停者立即行心肺复苏；对出现急性喉头水肿引起憋气者，可尝试环甲膜穿刺治疗。

第四节 色素沉着

● 一、出现皮肤黄染怎么办？

人体皮肤黏膜发黄称为黄染，造成黄染的原因有很多，包括疾病或进食某种食物或药物过量。

1. 常见原因

（1）疾病：黄疸主要由肝脏、胆道疾病及溶血性疾病造成。

（2）体内胡萝卜素过高：过多食用胡萝卜、柑橘类、南瓜或使用含胡萝卜素的药物或保健品可以引起血液内胡萝卜素增高，当超过一定限度时会出现皮肤黄染。

（3）长期服用含有黄色素的药物：比如米帕林（阿的平）、呋喃类等药物也可以引起皮肤黄染。

2. 应急措施

首先要去医院检查血液胆红素情况，明确皮肤黄染是否为疾病造成的。如血液胆红素水平明显升高，则应结合自身情况明确是肝脏胆道系统疾病、溶血性疾病或药物造成。如血胆红素水平正常，则应当控制摄入含胡萝卜素的食物或保健品。

● 二、什么是痣恶变及如何治疗？

正常的色素痣变成恶性黑素瘤即为痣恶变。色素痣是属于黑素细胞系统的良性肿瘤，一般不需要接受治疗，但应注意部分太大或长在摩擦部位的色素痣。色素痣大多发生于儿童期或青春期，可呈斑疹、丘疹、乳头状瘤、结节或有蒂损害等表现。色素痣可发生于任何部位，直径大小由数毫米到数厘米，甚至更大，颜色通常为黄褐色或黑色，也可呈蓝色或紫色。

1. 容易发生恶变的痣

（1）长在足底、手掌、腰围、腋窝、腹股沟、肩部、鼻腔、口腔黏膜、外阴、肛门、生殖器等特殊部位的痣因遭受摩擦和压迫，容易恶变。

（2）长在头、颈部的痣，因长期遭受阳光暴晒，也可能发生病变。

（3）同样需要注意直径＞5 mm 的痣，最好手术切除并做病理检查。

2. 痣恶变的原因

紫外线照射、过度日晒、结构不良的痣、遗传、外伤、内分泌异常、化学致癌物及免疫缺陷或免疫功能减退等，都会导致痣恶变。

3. 痣恶变症状

（1）单个色素痣突然变大或变黑。

（2）色素痣的色泽从痣的边缘向周围正常组织扩散，边缘

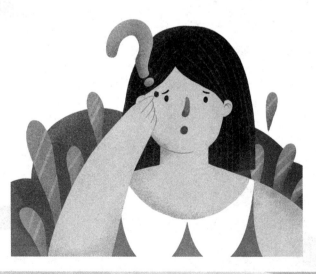

不规则，外形不对称。

（3）色素痣反复发生出血、溃疡或感染。

（4）色素痣突然明显隆起或周围发生卫星状损害。

（5）色素痣出现感觉异常，如瘙痒、压痛、自觉痛或所属淋巴结增大。

4. 色素痣的治疗方法

观察到色素痣有以上异常表现时应及时就诊，由专业的皮肤科医生做出判断和治疗方案的选择。对于良性痣可以选择液氮冷冻或激光治疗。液氮冷冻主要是利用液氮的超低温使组织水肿，结痂脱落，从而达到治疗目的。激光治疗则是利用激光的能量使组织瞬间汽化从而达到治疗目的。

对于考虑恶变或直径较大的痣应当首选手术切除，并对标本做病理检查，进一步明确是否恶变。

（董红锰　孙宝彬　孙　帅　郭树彬）